Vaincre l'asthme

Paru sous le titre original de : *The Natural Way: Asthma*

LES PUBLICATIONS MODUS VIVENDI INC.
55, rue Jean-Talon Ouest, 2e étage
Montréal (Québec) Canada H2R 2W8

Directeur général : Marc Alain
Design de la couverture : Émilie Houle
Infographie : Modus Vivendi
Traduit de l'anglais par : Michelle Bachand

ISBN 978-2-89523-579-8

Dépôt légal - Bibliothèque et Archives nationales du Québec, 2009
Dépôt légal - Bibliothèque et archives Canada, 2009

Nous reconnaissons l'aide financière du gouvernement du Canada par l'entremise du Programme d'aide au développement de l'industrie de l'édition (PADIÉ) pour nos activités d'édition.

Gouvernement du Québec — Programme de crédit d'impôt pour l'édition de livres — Gestion SODEC

Imprimé au Canada.

www.modusaventure.com

Mot de l'éditeur

Les livres de cette collection sont publiés à titre informatif et ne se veulent aucunement des substituts aux conseils des professionnels de la médecine. Nous recommandons aux lecteurs de consulter un praticien chevronné en vue d'établir un diagnostic avant de suivre l'un ou l'autre des traitements proposés dans cet ouvrage.

Vaincre l'asthme

Table des matières

Illustrations

Pour Alex

Remerciements

J'aimerais remercier ma femme, Dorothea, pour son soutien et sa collaboration sans lesquels je n'aurais pu écrire ce livre important; mon joyeux et jeune ami Timothy pour m'avoir enseigné ce qu'est cette maladie, l'asthme; le Dr Donald Lane du Churchill Hospital d'Oxford, pour son excellent livre *Asthma : the Facts*; Dr David Mrazek du Children's National Medical Center, Washington, pour son travail sur les facteurs émotionnels dans l'asthme; la National Asthma Campaign du Royaume-Uni; le British General, Municipal, Boilermakers and Allied Trade Unions; la Chiropractic Advancement Association du Royaume-Uni; le professeur John Warner, chef du Child Health Department au Southampton General Hospital; les docteurs Larry Dossey, John Collins, John Mansfield, David Freed, Duncan Keeley, David Brown et Erika Fromm; le directeur de la Yoga for Health Foundation, Howard Kent; l'aromathérapiste Patricia Davis, l'herboriste Midge Whitelegg, l'hygiéniste naturiste feu Harry Benjamin et d'autres experts des deux côtés de l'Atlantique, pour leur aide et leurs explications des diverses manières douces de traiter l'asthme — même si plusieurs d'entre eux ne savent pas qu'ils m'ont aidé, parce que mon seul contact avec eux fut par leurs livres et leurs études publiées.

Le dernier, mais non le moindre : j'aimerais remercier mon éditeur Richard Thomas, qui a contribué à donner corps à ma recherche, à mes réflexions et qui a beaucoup travaillé avec les conseillers médicaux du livre, le Dr David Peters et le Dr Peter Albright, afin de créer un style et d'établir les standards d'excellence de cette collection entière.

Introduction

L'asthme a atteint des proportions épidémiques dans le soi-disant monde développé et se répand, particulièrement chez les enfants, à un rythme accéléré dans presque tous les pays industrialisés (ce qui signifie médicalement avancés), y compris ceux d'Amérique du Nord, d'Australasie et d'Europe.

En février 1994 la plus grande étude sur la maladie en Grande-Bretagne montra qu'il y a autant d'enfants qui meurent d'asthme maintenant qu'il y a dix ans — même si les mortalités enfantines dues aux maladies ont généralement diminué du quart. La plupart des trois millions de personnes affectées en Grande-Bretagne sont des enfants. L'asthme infantile compte pour la moitié de toutes les admissions d'enfants à l'hôpital et coûte aux services de santé du Royaume-Uni environ 107 millions de livres par année. Les hospitalisations pour les cas graves d'asthme ont triplé, mais parmi les enfants, les chiffres ont quintuplé. Un enfant sur sept souffre d'asthme maintenant. Dans la population en général, le nombre des personnes traitées pour l'asthme a doublé dans les dix dernières années.

Aux États-Unis le portrait n'est pas différent. Selon le US National Heart, Lung and Blood Institute, l'asthme touche environ 12,4 millions d'Américains, presque le double des 6,8 millions pour les années 80. Plus de quatre millions d'asthmatiques ont moins de 18 ans. La situation est la même dans la plupart des pays développés. Même la Nouvelle-Zélande, qui n'est pas réputée pour l'impureté de l'air, est touchée.

Une réalité importante est l'augmentation de cet état de plus en plus grave, en dépit des campagnes de prévention et de contrôle de l'asthme par la médication. La médication, cependant, devient un problème en soi — comme plusieurs autorités médicales commencent à le reconnaître — à cause de sa surutilisation ou de sa mauvaise utilisation.

Le journaliste Geoffrey Lean écrivait, en octobre 1993, dans le journal national britannique *Independant on Sunday* : « L'asthme est la seule maladie chronique pouvant être traitée qui augmente, apparemment sans arrêt, dans les pays occidentaux, malgré une importante batterie de médicaments et de traitements. » L'asthme fait perdre aux travailleurs plus de sept millions de jours de travail par année au Royaume-Uni. Les coûts de l'asthme en 1990 dans ce pays, pour les services de santé, les prestations de la sécurité sociale et la perte de productivité furent de 750 millions de livres.

Même si pour plusieurs personnes souffrantes, les symptômes sont faibles, l'asthme tue. Le taux annuel de mortalité au Royaume-Uni seulement est d'environ 2 000 personnes — ce qui signifie presque une mort toutes les quatre heures. Inquiétées par ces chiffres, comparables dans la plupart des pays développés, les autorités sanitaires en Nouvelle-Zélande, en Allemagne et aux États-Unis ont maintenant exigé des recherches sur le bien-fondé et la sécurité des médicaments communément utilisés. Les résultats disponibles montrent que certains médicaments pour l'asthme — comme le salbutamol inhalé, ou albutérol aux États-Unis — non seulement doublent la sensibilité de la personne aux déclencheurs d'asthme (allergènes), comme le pollen ou les mites de poussière, mais aussi lui font développer une grande tolérance, réduisant ainsi l'efficacité de ces médicaments.

La question se pose : y a-t-il encore un besoin de médicaments ? La majorité des thérapeutes (même ceux qui sont naturistes) s'accordent à dire que le retrait soudain des médicaments peut être désastreux pour certains patients — spécialement pour ceux qui en ont développé une dépendance. Ce sont des bouées de sauvetage pour certaines personnes souffrant d'asthme sévère avec inflammation chronique.

En réalité, le mieux que l'on puisse espérer pour ces patients est que leur besoin de médicaments diminue, mais non une guérison complète.

Ce livre apporte des façons naturelles de traiter l'asthme, surtout au début de la maladie, avant qu'elle ne s'installe et surtout, dans le cas des enfants, avant qu'ils n'embarquent dans le cycle de la médication à vie. Étant donné la situation actuelle, il semble évident qu'il y a un besoin d'information de base sur ce qui est disponible en termes de thérapies naturelles.

Pour plusieurs médecins et thérapeutes naturistes, la vraie réponse se trouve dans une approche holistique qui propose le traitement le plus approprié à chaque patient, qu'il soit naturel ou selon le schéma interventionniste conventionnel. À l'avenir ce sera vraisemblablement une combinaison de traitements, accompagnée de vieux bon sens et de la volonté du patient de prendre la responsabilité de sa santé et de concevoir son médecin comme un allié et un partenaire plutôt qu'un magicien ou un dieu.

Ce livre est écrit pour aider les personnes affligées d'asthme à s'éloigner des problèmes, à obtenir des traitements plus efficaces et surtout plus naturels — pour, ainsi, leur permettre de vivre une vie aussi remplie et active que possible.

Roy Ridgway

CHAPITRE 1

Qu'est-ce que l'asthme ?

Comment et pourquoi se développe-t-il et qui en est touché

L'asthme confond les experts. Nous savons qu'il est complexe et qu'il est à la hausse, mais personne n'a fourni une définition satisfaisante de ce qu'il est. Tout au plus les scientifiques et les médecins peuvent dire qu'il est extrêmement complexe mais qu'ils ne peuvent précisément le définir. Tout au plus peuvent-ils le voir comme une inflammation des voies respiratoires.

Cette inflammation affecte plus de la moitié des asthmatiques la plupart du temps — tellement, selon une enquête de 1991 de la UK Organization Action Asthma, qu'elle gêne leurs activités quotidiennes normales.

Les définitions de l'asthme décrivent habituellement les symptômes — la toux sèche, la compression de la poitrine, le sifflement respiratoire et le souffle court — sans souligner les causes intrinsèques comme les facteurs génétiques, le style de vie, les problèmes environnementaux et émotionnels ainsi que les déclencheurs courants. Les facteurs génétiques, environnementaux, émotionnels, le style de vie sont, cependant, tous particulièrement importants, comme nous le verrons. Le développement de l'asthme peut même dépendre de la façon dont vous aborderez cet état en premier lieu : votre réaction au premier diagnostic et la personne que vous consultez ensuite. Il y a ceux qui croient qu'il peut exister dans l'enfance une période critique où l'inflammation asthmatique s'installe.

Pour le moment, cependant, la meilleure façon dont les spécialistes peuvent définir cette maladie est basée sur les symptômes.

Les principaux symptômes de l'asthme

- *Toux* — souvent le premier signe d'asthme. Parfois la toux produira un mucus blanc ou, s'il y a de l'infection, jaune ou vert.
- *Poitrine comprimée* — les asthmatiques décrivent souvent leur poitrine comme étant comprimée. Ils diront : « C'est comme un poids lourd sur ma poitrine » ou « C'est comme un cerceau autour de ma poitrine. » Un médecin néo-zélandais est plus imagé : « C'est comme si votre poitrine, après avoir été gonflée à la pompe à bicyclette, éclatait puis était comprimée dans un étau de fer. »
- *Respiration sifflante* — un certain bruit de sifflet à l'expiration.
- *Souffle court* — la sensation de ne pouvoir respirer à fond avant d'avoir besoin de la respiration suivante. (Ce symptôme ne signifie pas nécessairement que vous avez l'asthme. Le souffle court se manifeste chez les gens sous pression ou anxieux.) Une attaque d'asthme importante peut affecter les gens au point qu'ils auront l'impression de suffoquer à mort. Quelqu'un la décrivait ainsi : « essayer de respirer par une paille écrasée pendant que quelqu'un s'assoit sur votre poitrine ».

Comment les symptômes varient

La caractéristique distinctive de l'asthme est la variante des symptômes : ils diffèrent selon le temps du jour ou de la nuit et les différentes saisons de l'année. De longs intervalles peuvent se passer — mois et même années — entre les attaques, ou ils peuvent être rapprochés.

L'asthme se manifeste souvent la nuit. Après quelques heures de sommeil, la personne souffrante s'éveille avec une toux sèche et irritante, le souffle court et la poitrine comprimée. Les muscles autour du cou et des épaules sont touchés et un sifflement se fait entendre. Il est souvent présent aux petites heures du matin. On l'appelle la plongée du matin.

Les différents types d'asthme

Pendant plusieurs années, les médecins ont classé l'asthme en deux genres — l'un produit par des facteurs externes au corps, comme l'environnement, et l'autre venant de l'intérieur. On les appelle asthme extrinsèque (ou atopique) et asthme intrinsèque.

- L'asthme *extrinsèque ou atopique* (atopique signifie une tendance allergique héritée) est caractérisé par une sensibilité anormale (allergie) aux aliments, à l'infection virale et bactérienne ou à l'inhalation de particules telles que le pollen, les déchets des mites de poussière ou le poil animal. Ces facteurs environnementaux sont connus sous le nom d'allergènes; ce sont des déclencheurs d'asthme, en ce sens qu'ils peuvent susciter l'asthme. (Le terme atopique fut choisi en 1923 pour décrire les patients chez qui certaines conditions apparaissent en même temps. L'asthme et l'eczéma infantile sont deux de ces conditions. La sensibilité inhabituelle de ces patients se reflète dans une réaction spéciale de la peau. Une allergie atopique est connue comme étant une allergie immédiate, dans le sens que la réaction apparaît en quelques minutes. C'est la forme la plus fréquente. L'autre forme est une allergie tardive, dans laquelle la réaction se produit seulement après plusieurs heures.)

- L'asthme *intrinsèque* est vu comme étant le résultat de quelque chose au-dedans de vous et on le croit d'origine génétique. Les spécialistes qui ont écrit sur ce genre d'asthme dans le passé ont associé ses réactions avec les conditions climatiques à diverses périodes de l'année. L'air froid et sec aggrave les symptômes, car les voies respiratoires se rétrécissent. Le temps chaud et humide peut aussi causer une difficulté de respiration et certains asthmatiques souffrent d'hyperventilation — littéralement respirer trop. Dans la plupart des cas l'hyperventilation est amenée par l'anxiété et elle cause un manque d'oxygène.

Cette distinction entre l'asthme intrinsèque et extrinsèque est très dépassée aujourd'hui. Elle est pratique, cependant, parce qu'elle montre certaines façons dont l'asthme peut varier d'un patient à l'autre. Certains semblent souffrir à l'intérieur sans raison externe. D'autres sont clairement affectés seulement par des facteurs externes comme le pollen ou le poil animal. Mais l'asthme défie les classifications. Plusieurs facteurs peuvent être en cause dans l'asthme, intrinsèques et extrinsèques — et les facteurs émotionnels viennent se combiner aux facteurs physiques pour aggraver la situation. La toujours, sous la supervision d'un diététiste ou nutritionniste qualifié. Une diète fautive peut être nocive. Les spécialistes se plaignent souvent que plusieurs patients asthmatiques souffrent des effets de diètes inappropriées ou inadéquatement supervisées par quelqu'un qui ne sait pas très bien ce qu'il fait. Pour en savoir plus sur les diètes spéciales, voir Chapitre 7.

Les principaux « déclencheurs » d'asthme

Les principaux « déclencheurs » d'une attaque d'asthme sont énumérés ci-dessous. Ils sont expliqués en détail plus loin :

- *Mites de poussière* Une cause majeure de réaction allergique, ces créatures microscopiques se développent dans des endroits chauds comme les tapis ou les draps dans des maisons au chauffage central. Elles se nourrissent des cellules mortes de la peau des humains.
- *Pellicules animales* Un mélange de fourrure, poils, peau morte et urine venant des animaux.
- *Pollens* Pollens de gazon, d'arbre, de mauvaises herbes et d'arbustes.
- *Polluants atmosphériques* Les émanations des voitures, le brouillard fumeux industriel, la fumée des feux de charbon et de cigarettes. La fumée du tabac, tout particulièrement, constitue un problème majeur pour les asthmatiques; les parents d'enfants asthmatiques devraient les tenir loin des lieux où des gens fument, ne devraient pas fumer dans la maison et devraient s'assurer que les visiteurs ne le font pas.

- *Changements de climat* Un déclencheur fréquent consiste à respirer de l'air sec, poussiéreux durant des exercices à la chaleur ou de respirer à grands coups dans l'air froid de l'hiver.
- *Exercice* Une réaction asthmatique à l'exercice exigeant peut se manifester rapidement ou être retardée de cinq ou dix minutes.
- *Allergies alimentaires* Les produits laitiers sont parfois un déclencheur de l'asthme, tout comme les mets chinois (surtout à cause de la grande quantité de glutamate monosodique), les aliments fortement épicés ou très salés comme les arachides rôties, les soupes en sachet et les aliments en boîte (plusieurs contiennent du *glutamate monosodique*). D'autres déclencheurs comprennent une variété de colorants alimentaires, des additifs et des préservatifs tels que la *tartrazine* (E102), un agent colorant jaune ajouté aux produits à base de jus d'orange.
- *Hormones* Certaines femmes sont incommodées par les changements hormonaux ainsi qu'avant leurs menstruations.
- *Infections* (virus et bactéries) Une infection virale comme un rhume de cerveau peut causer de l'asthme. La toux asthmatique peut demeurer après un rhume. Les bactéries ne causent pas l'asthme mais l'augmentent. Elles sont emprisonnées dans les *bronches* enflammées (voir Chapitre 2) comme des mouches sur du papier à mouches.
- *Médicaments* Ceux qui font de l'asthme après la puberté pourront réaliser qu'ils sont allergiques à l'aspirine ou à des remèdes à base d'aspirine, à des cachets anti-inflammatoires qui ne sont pas à base de stéroïdes (par exemple, Brufen), à certaines

pilules pour la pression sanguine et à des gouttes à mettre dans les yeux pour le glaucome.

- *Stress* Dans les situations stressantes le corps produit des hormones telles que l'*adrénaline* et le *cortisol* qui, normalement, contribuent à améliorer la performance. Mais lorsque la situation déclenchant la peur et l'anxiété est entièrement émotionnelle et ne requiert pas une augmentation de l'activité physique, le corps est envahi d'hormones qu'il ne peut utiliser. Ceci amène une augmentation du rythme cardiaque, de la haute pression sanguine et d'autres dommages physiques. Cela peut aussi stimuler une crise d'asthme.
- *Moisissures* Les champignons qui poussent dans les maisons humides, la terre des plantes intérieures, les serres à température humide et ainsi de suite peuvent déclencher des attaques.

Le système immunitaire et l'asthme

Le système immunitaire de notre organisme est souvent comparé à une armée combattant des envahisseurs. Les troupes sont les anticorps appelés à attaquer et détruire tout envahisseur, comme un virus, aussitôt qu'il pénètre dans le corps. Pendant la bataille la température monte et d'autres réactions se produisent, comme la sueur et les irruptions que plusieurs de nous subissons lorsque nous avons une infection virale comme la grippe. Les symptômes régressent seulement lorsque le système immunitaire, l'armée, vainc l'envahisseur — comme il arrive normalement pour la plupart d'entre nous.

Chez certaines personnes, cependant, les troupes semblent être alertées au moindre prétexte. Dans les allergies, par exemple, le système immunitaire réagit, d'une façon qui semble incorrecte, à une substance appelée un *allergène*. Mais la réaction peut ne pas être incorrecte. Même si l'envahisseur n'a pas de gros canons, il peut être plus mortel qu'il n'en a l'air.

De plus, l'envahisseur est appuyé par une cinquième colonne — les médicaments — qui trompe l'armée défensive en lui faisant croire qu'il n'y a pas de problème important.

La réaction apparemment erronée — ou plutôt la réaction exagérée — est appelée une réaction allergique. Dans ce genre de réaction notre corps produit un type d'anticorps spécial appelé *immunoglobuline E* (IgE en abréviation). L'IgE active des cellules spéciales appelées leucocythes. Ces cellules produisent certains éléments chimiques causant des symptômes d'allergie. L'élément plus connu est l'*histamine*. C'est l'histamine qui est la cause du spasme et du rétrécissement du système respiratoire des poumons qui déclenchent une crise d'asthme.

Problèmes associés au nouveau traitement conventionnel

Récemment, les responsables de la santé aux États-Unis, inquiets de la montée de l'asthme, ont demandé aux médecins d'être plus actifs dans l'utilisation des traitements de l'asthme et dans la formation des jeunes au contrôle de leur asthme, le plus tôt possible. Cette recommandation fait suite à la constatation que l'inflammation est difficile à contrôler lorsqu'elle est bien installée. Tous les traitements que les autorités sanitaires américaines préconisaient étaient orientés vers la maîtrise rapide

CHAPITRE 2

Tout sur la respiration et les poumons

Leur fonctionnement et leur importance

Nous parlons du souffle de vie et c'est précisément ce que c'est, l'air que nous respirons est essentiel à la vie. C'est l'activité prioritaire du corps humain. Nous pouvons vivre des jours sans eau et des semaines sans nourriture mais seulement quelques minutes sans air. L'ingrédient le plus important de l'air est l'oxygène. Cet oxygène est nécessaire pour brûler les aliments afin de produire l'énergie. Ce processus de consommation s'appelle métabolisme aérobique (aérobique signifiant « qui nécessite de l'oxygène pour vivre » et métabolisme est le terme décrivant les processus chimiques se produisant dans le corps).

Comment le corps intègre l'oxygène

L'oxygène est pris et absorbé par le corps au moyen des poumons et du système sanguin (*voir Figure 2*). L'air est aspiré dans les poumons et l'oxygène de cet air va dans la circulation sanguine des poumons par des millions de poches d'air microscopiques entourées de sang, qui s'appellent *alvéoles*. Le sang riche en oxygène est alors pompé à travers le côté gauche du coeur et par les artères dans tout le corps jusqu'à ce qu'il atteigne les minuscules vaisseaux sanguins appelés capillaires qui entrelacent chaque élément du tissu humain. Les tissus absorbent l'oxygène du sang, avec d'autres nutriments essentiels et des composés chimiques, et ainsi nourrissent le processus énergétique qui nous donne la vie.

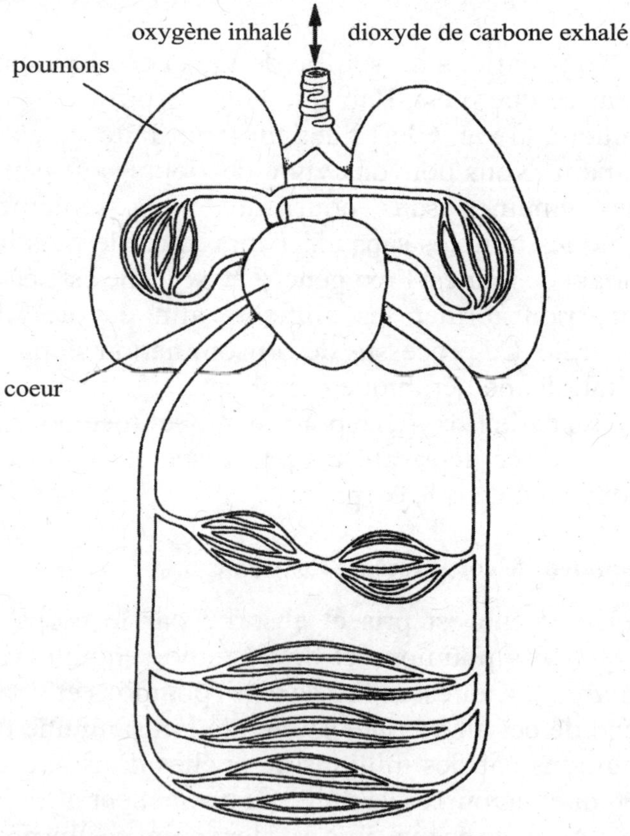

Fig. 2 Systèmes respiratoire et circulatoire

respirent plutôt rapidement et superficiellement en se servant surtout des muscles de la poitrine, ce qui peut bouleverser l'équilibre délicat de l'oxygène et du dioxyde de carbone dans l'organisme. Parce que la respiration ne se fait pas bien dans une situation de stress, la respiration par le diaphragme et les exercices de détente sont particulièrement importants pour les asthmatiques.

Respiration au hasard

Les changements d'humeur, c'est bien connu, changent notre type de respiration. Il en résulte une respiration hasardeuse. Nous ne le remarquons pas, parce que nous sommes habitués à respirer de façon irrégulière. Il y a ceux qui vont jusqu'à dire que pour beaucoup d'entre nous notre respiration est mauvaise depuis le début de notre vie : nous sommes nés en pleine lumière et avons paniqué lorsque nous fûmes forcés à respirer par la bouche et les narines encore bouchées par le *fluide amniotique*, celui dans lequel nous nagions dans le sein de notre mère.

Différents pionniers de la naissance ont attiré l'attention sur ceci. Cette théorie veut que la gigantesque lutte de la naissance demeure marquée dans notre système sous forme de tensions corporelles et de sentiments d'insécurité.

Pourquoi la respiration ne fonctionne pas bien dans le cas de l'asthme

Chez les asthmatiques, l'équilibre délicat entre l'esprit, les émotions et le corps, qui semble nécessaire dans beaucoup de fonctions humaines, est bouleversé. C'est comme si le pilote automatique est

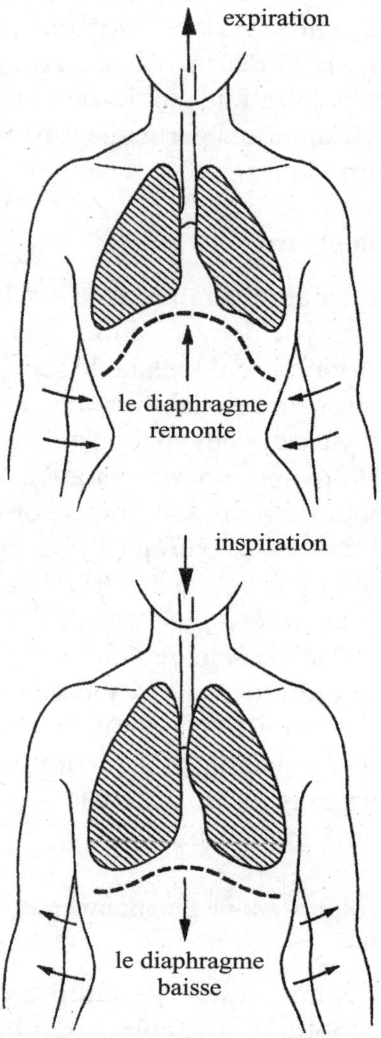

Fig. 3 Comment respirer de la bonne façon

éteint et quelqu'un d'inexpérimenté prend les commandes. Ceci se manifeste par une augmentation de la sensibilité aux influences quotidiennes et à l'environnement, ou aux stimuli, qui vont des gaz d'échappement des voitures à la poussière de nos maisons avec chauffage central et moquettes, jusqu'aux pressions au bureau et à la maison. Toutes ces situations deviennent alors un déclencheur potentiel de la crise d'asthme.

Tous les aspects de la vie sont nourris et soutenus par la respiration, alors toute chose qui contrevient à cette fonction vitale contrevient à la nécessité la plus fondamentale de la vie. Le corps est une machine extrêmement complexe bâtie à la perfection, une machine sensible qui se brisera si elle n'est pas bien traitée. Comme toutes les machines, elle a besoin de réparations de temps à autre : elle requiert la bonne sorte de nourriture pour que les rouages fonctionnent efficacement et elle a besoin d'être utilisée régulièrement et correctement pour prévenir sa détérioration.

En ce sens il ne fait aucun doute — tous les praticiens et les thérapeutes sont d'accord — que les médicaments et la chirurgie peuvent être très souvent des outils essentiels à la réparation et à l'entretien de la machine humaine. Mais, contrairement à une pièce de mécanique, le corps se soutient et se répare lui-même la plupart du temps. Des facteurs autres que physiques — comme la pensée et les émotions — sont toujours impliqués dans la maladie et la santé; la respiration est un des systèmes les plus affectés : les espoirs, les peurs, les anxiétés et autres émotions similaires ont un effet étroit et intime sur la respiration.

Respiration et sentiments

La respiration est étroitement reliée aux sentiments, mais dans la plupart des descriptions cliniques de l'asthme, les événements importants de l'existence ou même les événements de la vie de chaque jour et leur effet sur l'évolution d'une maladie comme l'asthme ne sont pas mentionnés. Mais tout ce qui se passe dans nos vies, à partir de ce qui arrive à la maison et dans notre milieu de vie jusqu'à ce qui se passe dans le monde entier, a un certain effet sur notre santé — c'est pourquoi divers experts ont essayé de comprendre les aspects émotionnels de l'asthme.

On dit parfois que l'asthme est relié aux émotions réprimées et qu'on peut l'aider en apprenant à exprimer ses sentiments. Est-ce que l'asthmatique est quelqu'un qui a tendance à trop ressentir, qui est peut-être trop sensible, mentalement, émotionnellement et physiquement, au monde et à ses tribulations ?

Les sentiments peuvent être importants dans la compréhension de l'asthme et de son traitement. Le rire et les pleurs peuvent changer le rythme de la respiration et, chez un individu à risque, déclencher une crise d'asthme — comme peut le faire presque tout ce qui implique un trop grand changement dans le rythme respiratoire, comme suffoquer d'horreur ou retenir son souffle dans l'attente.

Il est temps de regarder de plus près ces causes possibles et ces déclencheurs.

CHAPITRE 3

Causes et facteurs de risque de l'asthme

Comment le style de vie et les émotions peuvent déclencher une crise

L'histoire complète sur les causes exactes de l'asthme n'est pas encore claire, mais celles qui sont mentionnées ci-dessous sont probablement les plus gros facteurs de risque, comme on les appelle :

- tendances héréditaires
- déficiences nutritionnelles
- infections virales dans l'enfance
- stress
- pollution environnementale
- exercice inadéquat.

Tendances héréditaires

Le lien de l'asthme avec les gènes hérités des parents est bien connu, bien que les experts soient incertains des détails exacts et de la façon dont tout cela s'imbrique avec d'autres facteurs. Le professeur Peter Barnes, chef de la médecine thoracique au National Heart and Lung Institute à Londres, dit : « La quête pour le gène unique de l'asthme a peu de chance d'être féconde puisqu'il semble exister une relation complexe entre plusieurs gènes et un certain nombre de facteurs environnementaux. »

À ce jour les études démontrent que si aucun de vos parents n'a l'asthme, votre risque de l'avoir est à peu près de 15 pour cent. Si l'un de vos parents a l'asthme, le risque monte à 30 pour cent. Si les deux parents en sont affligés, le risque est de 60 pour cent.

Le risque varie d'un pays à l'autre, les influences environnementales y jouant probablement un rôle. L'asthme d'origine allergique est cinq fois plus fréquent en Australie qu'en Grande-Bretagne et 20 fois plus en Grande-Bretagne qu'en Chine ou à Hong Kong. Le temps de la naissance peut aussi avoir un rôle à jouer. On sait que les enfants nés durant la saison du pollen ont plus de chance de développer la fièvre des foins, qui d'une certaine façon, ressemble à l'asthme allergique, plus tard dans la vie.

Déficiences nutritionnelles

Les experts en nutrition croient que les maladies courantes dans certaines familles peuvent être causées non seulement par les caractéristiques hériditaires, mais aussi et parfois entièrement par les problèmes communs comme une alimentation déficiente. Il y a des preuves que la mauvaise alimentation de la femme enceinte est la cause de certaines défectuosités à la naissance. Les bébés dont le poids est faible à la naissance courent le risque, plus que la moyenne, d'avoir le diabète ou des maladies cardiovasculaires plus tard dans la vie. Nous savons aussi qu'une alimentation insuffisante durant la grossesse, surtout faible en acide folique (une des nombreuses vitamines B), est la cause de certaines maladies du conduit neural comme le *spina bifida*. La nutrition équilibrée est extrêmement importante dans le premier stade du développement du bébé dans le sein (*embryon*), au moment où les cellules nerveuses se forment.

Infections virales durant l'enfance

Les bébés qui attrapent une infection virale ont une plus grande possibilité d'être atteints d'asthme plus tard dans la vie, à cause des effets de l'inflammation des voies respiratoires et d'un système immunitaire affaibli à un âge si jeune.

Stress

Le stress est une des causes les plus importantes, même si elle est moins évidente, de l'asthme.

Le lien entre les émotions et le stress est bien connu, celui entre le stress et l'asthme l'est moins.

Trousseau, un médecin réputé du dix-neuvième siècle, lui-même asthmatique, a écrit comment sa pire attaque d'asthme eut lieu dans un grenier à grain. L'air était poussiéreux mais il y avait aussi quelque chose d'autre dans l'air. Trousseau soupçonnait son cocher de malhonnêteté dans le mesurage du grain et avait décidé de superviser l'opération lui-même : « J'avais été exposé des centaines de fois à une atmosphère poussiéreuse beaucoup plus épaisse…[mais cette fois-là] elle agit sur moi alors que j'étais dans un état particulier. Mon système nerveux était ébranlé par une émotion mentale causée par l'idée qu'un vol, bien qu'insignifiant, était commis par un de mes serviteurs. »

Cette réaction fut testée. Pendant une consultation avec un patient asthmatique, un chercheur relâcha dans l'air une petite quantité de pollen, normalement pas assez pour causer une respiration sifflante. Le patient n'en avait pas connaissance, mais lorsqu'il commença à discuter avec le chercheur de certains aspects désagréables de sa vie, ce qui déclencha des sentiments de colère et de peur, la respiration sifflante commença. Elle cessa aussitôt qu'on changea le sujet de conversation.

Le Dr David Mrazek a aussi trouvé que les facteurs émotionnels et non émotionnels peuvent interagir dans l'asthme. Une réaction allergique bénigne, comme dans le cas d'une personne nerveuse et soupçonneuse, encline aux sursauts d'un mauvais caractère comme l'était Trousseau, peut suffire à déclencher une attaque.

Personne à ce jour n'a pu prédire une attaque causée seulement par des traits de personnalité. Les experts qui ont étudié la relation entre la maladie et la personnalité n'ont pas trouvé de trait de personnalité propre à l'asthmatique, bien que la difficulté à acquérir de l'assurance semble être une de ses caractéristiques.

Le Dr Mrazek a fait ressortir les caractéristiques de ce qui semble être des réponses individuelles au stress, mais il croit qu'elles sont dues bien plus à une vulnérabilité héréditaire qu'à un trait de personnalité acquis. Ainsi chez la personne qui est programmée génétiquement pour avoir un système nerveux hyperactif, en d'autres mots des nerfs discordants, « le stress et l'excitation enverront une volée d'impulsions nerveuses aux voies respiratoires », dit-il. Chez une personne génétiquement prédisposée à

Mais les données sur la fumée de cigarette furent les plus remarquables. Chez les enfants dont les mères fumaient, par opposition à des mères non fumeuses, 30 pour cent de plus montrèrent des symptômes d'asthme avant l'âge de 16 ans. Un faible poids à la naissance est aussi un facteur de risque. Cinquante pour cent des enfants de l'étude qui pesaient moins de 3 livres et 3 onces (1,45 kg) à la naissance avaient une respiration sifflante avant l'âge de 16 ans.

L'exercice

Presque tous les asthmatiques subiront les symptômes de l'asthme après avoir fait des exercices vigoureux. L'asthme débute pendant l'exercice mais continue lorsqu'il est terminé. Plutôt que de pouvoir se détendre ensuite et retrouver son souffle, l'asthmatique sera surpris par une respiration sifflante plus grave.

Dans une situation normale, les voies respiratoires se dilatent durant l'exercice, puis reviennent rapidement à leur état antérieur après l'exercice. Chez les asthmatiques, les voies respiratoires sont à leur niveau le plus étroit de trois à cinq minutes après la fin de l'exercice, restent stationnaires pour un certain temps et s'élargissent graduellement à leur niveau normal. Le niveau de rétrécissement de plus en plus marqué peut durer entre deux et trois heures.

L'exercice n'est pas à proscrire entièrement et le bon genre d'exercice peut aider plutôt que nuire à l'asthmatique. Au Chapitre 4 nous verrons le bon côté des choses.

CHAPITRE 4

Comment vous aider vous-même

Règles et conseils afin d'éviter l'asthme

Le premier pas à faire pour vous aider est de décider que vous voulez faire quelque chose pour vous. Beaucoup peut être fait pour éviter l'asthme d'abord et ensuite pour le prévenir ou en atténuer les symptômes si vous ne pouvez pas l'éviter. Ce chapitre indique comment éviter l'asthme et, si tout ce qui peut déclencher une crise d'asthme ne peut être évité, il est important de savoir quoi faire pour diminuer la crise ou l'éliminer même. En d'autres mots, ce chapitre indique comment vous traiter vous-même.

Éviter l'asthme

Éviter l'asthme est surtout une question de bon sens. La British National Asthma Campaign a émis des règles permettant d'éviter l'asthme, comme celles indiquées ci-dessous; des lignes de conduite similaires sont recommandées dans d'autres pays :

- Éviter la fumée de cigarette et ne pas fumer vous-même.
- Entourer votre figure d'un foulard lorsqu'il fait froid.

- Faire des exercices à l'extérieur durant les jours chauds (à moins que la pollution soit élevée) et à l'intérieur par temps froid. Toujours se rappeler que l'exercice, bien que généralement bon pour vous, peut parfois amener des problèmes de respiration, aussi il ne faut pas le faire trop rapidement.
- Éviter le plus possible la tension.
- Se maintenir en santé.
- Éviter, si possible, les personnes ayant un virus pulmonaire.

Si l'asthme est dû à une réaction allergique connue, vous pouvez faire ce qui suit :

- Ne pas garder d'animal domestique à sang chaud.
- Lire les étiquettes d'emballage des aliments pour savoir s'ils contiennent des ingrédients auxquels vous êtes allergique.
- Pendant les jours chauds et secs ne pas passer trop de temps dehors.
- En été éviter les longues herbes et fermer les fenêtres de la voiture.
- Débarrasser rapidement la maison des moisissures et champignons.
- Éviter l'humidité.
- Ne pas garder de vieux vêtements.

Au travail

Les situations à éviter au travail sont :

- Les vapeurs industrielles et les produits chimiques dangereux. Certains produits chimiques qui semblent inoffensifs dans le bureau peuvent causer des problèmes. Parlez-en à votre représentant de Santé et sécurité au travail si vous êtes inquiet (*voir Figure 4*, p.58-59).
- Les gens qui fument.

- Un trop grand stress. Apprenez à équilibrer votre charge de travail.

Chacun peut faire beaucoup au travail pour diminuer les risques à la santé, y compris observer soi-même les règles de santé et sécurité. Mais vous ne devez pas hésiter à rencontrer votre représentant de Santé et sécurité au travail, si l'on vous demande d'accomplir une tâche dans des conditions qui pourraient constituer un risque pour votre santé. Dans la plupart des pays, mais surtout dans ceux de la Communauté européenne, la loi protège l'employé. La loi de la Communauté européenne oblige l'employeur à agir s'il y a risque pour la santé. La densité de poussière, par exemple, doit être tenue à un minimum. Le contrôle des poussières dangereuses implique habituellement des mesures spéciales de suppression et de ventilation, mais il peut être nécessaire de porter un équipement protecteur pour la respiration.

À la maison

Peut-être que la plus grande cause d'asthme et la plus commune est maintenant la presque légendaire mite de poussière domestique. Cette minuscule et laide créature, si petite qu'elle est invisible à l'oeil, est un carnivore à huit pattes relié à la famille de l'araignée. Mesurant en moyenne un tiers de millimètre de long, elle vit sur les pellicules de peau morte des humains et se porte bien dans l'environnement statique de la maison moderne, au chauffage central et aux doubles fenêtres.

Les mites se retrouvent par millions dans nos maisons, surtout dans les lits où elles vivent sur les pellicules de peau morte que nous rejetons dans

Est-ce que les appareils de contrôle d'air sont utiles ?

Les opinions divergent sur l'utilité des ioniseurs, des humidificateurs et des déshumidificateurs pour les asthmatiques. Certains spécialistes les trouvent utiles et d'autres non.

Les *ioniseurs* sont des appareils qui neutralisent les ions positifs de l'air et les remplacent par les ions négatifs bons pour la santé. Les ions sont des particules chargées de dioxyde de carbone, d'azote et d'oxygène. Les ions négatifs sont bons parce que l'air de la mer et des hautes montagnes, dont nous savons qu'il est bon pour nous, est rempli d'ions négatifs. L'intérieur des voitures, des maisons et des manufactures, par ailleurs, possède habituellement plus d'ions positifs que négatifs dans l'air. Certaines personnes croient que trop d'ions positifs dans l'air peut causer des maux de tête et de la fatigue et que l'ioniseur peut neutraliser ces symptômes. Les ioniseurs attirent les polluants de l'air comme la poussière et le pollen, ce qui est probablement bénéfique pour les asthmatiques.

Les *humidificateurs* et les *déshumidificateurs* sont simplement des appareils qui rendent l'air plus humide (humidificateurs) ou moins humide (déshumidificateurs). Bien que l'augmentation ou la diminution de l'humidité puisse aider les asthmatiques dans des situations où l'air est trop sec (comme dans presque toutes les maisons à chauffage central et à doubles fenêtres) ou trop humide (comme dans certains édifices vieux ou bâtis en deça des normes), les spécialistes considèrent ces appareils comme une dépense inutile.

Selon eux les maisons où l'air est trop sec peuvent être améliorées par :

- l'ouverture régulière des fenêtres pour laisser l'air extérieur entrer
- l'installation d'un contenant d'eau près d'un radiateur ou d'une chaufferette (une serviette mouillée sur un radiateur — *mais pas sur une chaufferette évidemment* — fera aussi bien l'affaire).

Les maisons humides profiteront aussi d'un influx d'air extérieur, surtout les jours de beau temps. D'autres façons de faire efficaces sont :

- de fermer la porte de la salle de bain afin que l'humidité ne se répande pas dans les autres pièces
- de s'assurer que la sécheuse à linge est ventilée vers l'extérieur
- de couvrir les chaudrons durant la cuisson.

notre sommeil. La majorité d'entre nous, sans le savoir, passons huit heures par nuit en contact étroit avec elles. Ce sont aux rejets des mites, à peu près de la grosseur d'un grain de pollen, que certaines personnes sont allergiques. Ces rejets se retrouvent facilement dans l'atmosphère lorsque nous bougeons et nous retournons dans le lit ou lorsque nous le refaisons, et alors nous en inhalons. On estime qu'il y a environ deux millions de mites de poussière logées dans un double matelas et les oreillers, avec des femelles qui pondent à peu près 50 oeufs par jour !

Grands pollueurs de l'air intérieur

Polluant	*Source*	*Effet sur la santé*
Alcool méthylique	Machines à polycopier à l'alcool	Irritation du système respiratoire et de la peau
Ammoniaque	Imprimante, produits nettoyants	Irritation du système respiratoire, des yeux et de la peau
Fibre d'amiante	Isolant de conduits et de tuyaux, composés pour remplir des espaces, produits isolants, coupe-feu, tuiles à plafond et à plancher	Fibrose pulmonaire (poumons), cancer
Benzène	Fibres synthétiques, plastiques, produits nettoyants, fumée de tabac	Dommage au système nerveux central, irritant de la peau, système respiratoire. Dommage génétique possible
Gaz carbonique	Air humain exhalé, combustion	Mal de tête, nausée, étourdissement
Monoxyde de carbone	Gaz d'échappement, fumée de tabac, combustion	Mal de tête, faiblesse, étourdissement, nausée, exposition à long terme reliée à la maladie cardiaque
Éthanol	Liquide à photocopieuse	Dermatite, problèmes de foie, intoxication
Fibre de verre	Matériaux d'isolation	Irritation cutanée, possibilité de dommage aux poumons
Formaldéhyde	Mousse d'urée-formaldéhyde pour l'isolation, résine d'urée-formaldéhyde pour coller le bois laminé, produits comme le bois pressé et le contreplaqué; fumée de tabac	Irritation du système respiratoire, des yeux et de la peau, nausée, mal de tête, fatigue, cancer (chez les animaux de laboratoire exposés)
Micro-organismes (comme les virus, les bactéries et les champignons)	Systèmes d'humidification et de climatisation, condensateurs d'évaporation, tours de refroidissement, papiers moisis, vieux livres, journaux humides	Infection respiratoire, réactions allergiques

Fig. 4 Polluants dans l'atmosphère

Gaz d'échappement d'un véhicule (monoxyde de carbone, oxyde d'azote, particules de plomb, oxydes de soufre	Stationnements intérieurs, circulation routière	Irritation du système respiratoire et des yeux, mal de tête (voir monoxyde de carbone), dommage génétique
Oxyde d'azote	Poêles au gaz, combustion, gaz d'échappement d'un véhicule à moteur, fumée de tabac	Irritation du système respiratoire et des yeux
Ozone	Machines à photocopier et autres, machines électriques	Irritation du système respiratoire et des yeux, mal de tête, dommage génétique
Vapeurs de peinture (organique, plomb, mercure)	Surfaces récemment peintes	Irritation du système respiratoire et des yeux; dommage neurologique, rénal, à la moelle osseuse dans les cas de grande exposition
Pesticides	Arrosage des plantes, lieux arrosés	Selon les composants chimiques: dommage au foie, cancer, dommage neurologique, irritation de la peau, du système respiratoire, des yeux
Radon et produits de décomposition	Produits de construction d'édifices, tels que béton et pierre; sous-sols	Maladies reliées aux radiations ionisantes, telles que dommage génétique, cancer, dommage au foetus et au sperme
Gaz stérilisants (comme l'oxyde d'éthylène)	Systèmes stérilisant les systèmes d'humidification et de climatisation	Selon les composants chimiques: irritation du système respiratoire et des yeux, dommage génétique, cancer
Fumée de tabac (exposition passive aux particules, monoxyde de carbone, formaldéhyde, goudron de charbon, nicotine)	Cigarettes, pipes, cigares	Irritation du système respiratoire et des yeux; peut mener à des maladies associées aux bébés de petit poids; responsable du nombre insuffisant de spermatozoïdes
Toluène	Ciments caoutchoutés, liquides nettoyants	Narcotique, irritant de la peau

Source: General, Municipal, Boilermakers and Allied Trades Union.

Se débarrasser des mites

Vous pouvez faire ce qui suit pour réduire le nombre de mites de poussière domestique, mais c'est douteux que vous puissiez vous en débarrasser complètement :

- Acheter un nouveau matelas et le couvrir avec une barrière spéciale. Les manufacturiers ont rapidement développé des tissus qui soi-disant éloignent les mites. Vous devriez les trouver dans les bons magasins.
- Couvrir ou remplacer toutes les moquettes par du revêtement de plastique et de petits tapis lavables si nécessaire. Les moquettes de nylon sont préférables à celles de laine pour réduire la quantité d'allergènes (substances qui peuvent déclencher une réaction allergique, telle que l'asthme).
- Laver ou passer l'aspirateur sur vos moquettes régulièrement. Des produits chimiques appelés *acaricides* peuvent tuer les mites de poussière domestique mais les rejets restent dans les tapis qui doivent être passés à l'aspirateur. L'azote liquide peut aussi tuer les mites dans les lits et les meubles mous, mais les rejets doivent être enlevés à l'aspirateur. Des nettoyeurs très efficaces pour l'aspiration à sec des tapis et des rembourrages de meubles peuvent enlever les particules allergènes. Encore une fois, on les retrouve dans les bons magasins dans la plupart des pays développés. Au Royaume-Uni, l'Association des consommateurs recommande ceux qui suivent comme étant les meilleurs : Medivac Microfilter M02, AEG Compact Electronic 406, Deluxe 607.

En Grande-Bretagne, vous pouvez obtenir de l'information supplémentaire sur le contrôle environnemental de la British Allergy Foundation.

L'aide de la famille

La maladie peut déclencher des conflits dans la famille, entre les parents lorsque, disons, la mère consacre beaucoup de temps à un enfant malade et néglige son mari, ou entre frères et soeurs qui peuvent aussi être jaloux de l'attention constante que l'enfant malade requiert. Mais les chercheurs commencent à se demander si l'aspect contraire est également vrai : que les membres de la famille du souffrant peuvent aider à prévenir une crise.

Le Dr David Mrazek, du Children's National Medical Center à Washington (DC), procède à une étude pour voir si les membres de la famille d'un asthmatique peuvent intervenir, pour prévenir une crise. Son étude se penche sur quatre approches différentes couvrant tous les principaux facteurs de risque reliés à l'asthme précoce. Alors :

- dans un groupe, un intervenant visite régulièrement les familles afin de les aider à supporter les facteurs de stress
- des conseils diététiques sont donnés à un autre groupe pour l'alimentation du nouveau bébé
- un troisième groupe reçoit à la fois de l'aide pour faire face aux facteurs de stress et des conseils diététiques
- le quatrième et dernier groupe reçoit seulement un cours de formation sur les facteurs de risque dans le développement de l'asthme.

Aider les enfants

Les parents d'enfants asthmatiques (ou même ceux à risque) peuvent les aider à éviter les crises en agissant ainsi :

- Les mères devraient essayer de nourrir au sein pendant 12 mois, surtout s'il y a des allergies dans la famille. Il y a des preuves que les bébés nourris au sein résistent mieux aux allergies que les autres (probablement parce que le lait maternel contient des éléments qui contribuent au développement d'un système immunitaire fort) et, à tout le moins, l'allaitement au sein peut retarder et réduire les symptômes.
- Épousseter régulièrement la chambre du bébé avec un linge humide et laver les draps chaque semaine au cycle couleur/blanc nylon à 60°C. Les mites peuvent être éliminées des oreillers en les mettant au congélateur pendant six heures. Aérer les couvertures chaque jour.
- Aux quinze jours placer les jouets dans un sac de plastique et les placer au congélateur pour la nuit. Ensuite peigner les parties en peluche avec un peigne fin.
- Procurer aux enfants qui souffrent de crises d'asthme importantes un appareil de mesure de l'intensité d'échange d'air pour les avertir lorsqu'ils pratiquent une activité physique trop intensément (voir encadré « Vérifiez votre asthme » à la page 65).
- Si les enfants couchent dans des lits étagés, laisser l'enfant asthmatique dormir dans celui du haut.

- Encourager les enfants à se tenir loin des rues où la circulation est importante et le niveau de pollution élevé. (Les parents pourraient aider encore plus en participant à des campagnes réclamant le contrôle strict du taux de pollution et la mise en place de mesures de réduction de la pollution et possiblement de son élimination.)

La recherche pourrait contribuer à lever le voile sur plusieurs secteurs encore incertains à propos de la prévention de l'asthme; les résultats sont attendus avec impatience par plusieurs travailleurs dans cette spécialité. Mais en attendant beaucoup peut être fait.

Les auto-traitements par des méthodes ne comportant pas de médicaments consistent simplement à manger sainement et à faire de l'exercice. Mais il y a au moins des choses que vous pouvez faire :

Exercice et mouvement

Même si certaines formes d'exercice peuvent parfois aggraver ou précipiter l'asthme, l'exercice est normalement à encourager s'il est fait dans de bonnes conditions. Il fait travailler le coeur et les poumons et stimule ainsi le système immunitaire, un système intégré au corps pour lui permettre de combattre toutes sortes de maladies.

Les avantages de l'exercice pour l'asthmatique sont nombreux :

- Il améliore l'efficacité et la capacité du coeur et des poumons.
- Il améliore la circulation sanguine, dans le coeur et dans les muscles.
- Il améliore la mobilité et l'agilité.
- Il améliore l'habileté du corps à supporter le stress.

- Il diminue la pression sanguine.
- Il procure plus d'énergie pour vous permettre de fonctionner plus longtemps.
- Il prévient la fatigue et améliore la concentration.
- Il permet l'expression physique des sentiments cachés.
- Il remplace l'air vicié des poumons.

Le manque d'exercice, une mauvaise posture et les épaules rentrées de l'asthmatique dont les poumons sont comprimés en plus d'un style de vie consistant à passer de longues heures dans la maison (à regarder la télévision, par exemple, ou à jouer avec des jeux vidéo) résulteront inévitablement en une respiration superficielle. Le professeur britannique de yoga Howard Kent dit : « La respiration superficielle contribue à remplacer seulement l'air se trouvant sur le dessus des poumons. Les lobes inférieurs ne retiennent que de l'air vicié. En plus de limiter la respiration, ceci réduit la capacité des poumons de travailler. » (Voir aussi Chapitre 7.)

La majorité des médecins diront que la réponse n'est pas d'abandonner l'exercice, mais de prendre la médication qui convient avant de commencer un exercice. Le thérapeute naturiste, par ailleurs, favorisera plutôt un exercice doux, comme le yoga, y compris des exercices de respiration par le diaphragme ou le *tai-chi-chuan*, qui permet le contrôle de l'esprit et du corps par des mouvements lents et rythmés. La posture est également importante. Ceci peut être pratiqué sans effort indu. Même la marche qui fait bouger les muscles sans les forcer est un bon exercice.

Vérifiez votre asthme

Un des instruments les plus utiles aux asthmatiques est l'appareil de mesure de l'intensité d'échange d'air. L'appareil calcule la capacité des poumons et est employé dans le diagnostic de l'asthme. Cela fonctionne en mesurant la vitesse maximum à laquelle l'air peut *sortir* des poumons, connue comme étant la vitesse d'expiration maximale. C'est utile pour évaluer le degré de constriction (ou *spasme des bronches*) parce que les voies respiratoires comprimées ralentissent la vitesse d'expulsion de l'air. Ce ne sont pas tous les asthmatiques qui ont besoin de cet appareil, mais peut être un grand stimulant pour certaines personnes qui l'auront à portée de la main, contribuant même ainsi à prévenir une attaque. Il est léger et facile à apporter et peut servir à vérifier l'état de vos voies respiratoires à différents moments de la journée et d'une journée à l'autre. Ceci vous donnera une indication de la nervosité de vos voies respiratoires. On peut apprendre aux enfants à s'en servir facilement pour vérifier la capacité de leurs poumons avant et pendant une activité physique prolongée. Cet appareil préviendra l'enfant s'il ou elle se dirige vers une crise respiratoire. Il peut être acheté, ou commandé, dans les grandes pharmacies.

Natation

La natation, surtout dans les piscines chauffées où l'air tiède n'est pas irritant, est probablement la meilleure forme d'exercice pour les asthmatiques. La natation qui demande le contrôle de la respiration est très utile. Si vous nagez en rythme, sans épuisement, vous établirez une respiration rythmique qui constitue une des meilleures façons de renforcer et de détendre les poumons. La natation régulière peut faire autant pour vous que n'importe quel exercice.

Même si la natation en piscine intérieure est préférable pour les asthmatiques, surtout dans les pays froids comme le Canada, la natation maritime apporte un exercice vigoureux et l'air salin est également soulageant. Cependant de l'eau trop froide peut déclencher une crise, comme peuvent le faire l'eau et les plages polluées. Vérifiez si la plage est sécuritaire avant de vous y installer !

Manger et boire

Une bonne diète pour les asthmatiques aussi bien que pour ceux qui souffrent d'allergies est une alimentation qui est bonne pour tous : c'est-à-dire pas trop haute en protéines et gras, pas trop basse en fibres. Malheureusement de nombreux Occidentaux privilégient une alimentation qui est exactement le contraire de cela.

Manger et boire de façon saine consiste à se rappeler ces simples consignes :

- manger une grande variété d'aliments
- consommer une petite quantité de chacun
- ne pas en manger trop.

Certains asthmatiques, par ailleurs, ne sont peut-être pas capables d'absorber certains aliments, les produits laitiers par exemple. Mais une diète saine n'inclut pas nécessairement des produits laitiers ou même de la viande et n'a pas besoin d'être ennuyante à cause de cela. On peut trouver beaucoup de livres de recettes contenant des diètes saines, y compris des livres de recettes végétariennes ou pour le diabète, pleins d'idées savoureuses pour des repas variés.

Les parents d'un enfant asthmatique devraient planifier des repas non seulement bons pour l'enfant, mais acceptables pour chaque personne de la famille et pour les visiteurs. Les aliments qui sont bons pour vous et qui incluent la viande, le poisson, les fruits et légumes sont les aliments aimés par les familles tout au cours des siècles. Les aliments moins sains sont ceux mis à la mode il y a 20 ou 30 ans environ : les hambourgeois gras et les pommes de terre frites, par exemple.

Plusieurs genres d'aliments et de breuvages, incluant les additifs alimentaires (colorants et préservatifs), et les médicaments sont des déclencheurs d'asthme. Les asthmatiques adultes feraient bien de lire chaque fois les étiquettes des aliments empaquetés achetés au supermarché. Parmi les pires additifs on retrouve la *tartrazine* (E102) et le *jaune coucher de soleil* (E110) employés comme colorant jaune dans les pâtisseries, les gâteaux, les toniques et les courges. Bien que non reliés chimiquement aux aspirines ils semblent agir de la même façon. (Environ cinq pour cent des asthmatiques réagissent à l'aspirine, il est donc très important de savoir si vous êtes « asthmatique à l'aspirine ».)

Un autre ingrédient communément utilisé dans les breuvages et les aliments est le *dioxyde de souffre*. C'est un préservatif de la viande, de certains vins et bières et de boissons gazeuses. Les boissons alcooliques apparaissent souvent sur la liste des déclencheurs d'asthme pour cette raison. Les experts soulignent que plus de gens sont allergiques aux aliments qu'aux additifs alimentaires, cependant.

Trucs pour réduire les pesticides

Certains pesticides employés dans la production alimentaire sont des déclencheurs d'asthme, aussi pour les éviter vous devriez :

- laver les fruits et légumes avec soin avant de les faire cuire ou de les utiliser en salade.
- enlever les feuilles extérieures des légumes feuillus comme les choux et les laitues. (Ceci devrait vous débarrasser des parties les plus touchées. Lorsque les légumes sont arrosés avec des produits chimiques, les résidus ont tendance à se concentrer à la surface. On estime que 90 pour cent des laitues sont traitées de cette façon.)
- brosser les fruits et les légumes pour les débarrasser des résidus de pesticide et peler la peau des fruits que vous ne pouvez laver. (Toujours laver les fruits achetés d'un kiosque ou d'un petit marché, surtout s'il est au bord d'une rue principale où se trouvent des fumées de carburant et d'autres polluants dans l'atmosphère. Ne jetez pas la peau, si possible, elle contient des nutriments de valeur.)
- cultivez vos propres aliments sans traitement chimique (mais rappelez-vous qu'il peut y avoir des résidus chimiques que vous ne contrôlez pas, dans le sol; aussi il est mieux de laver tous les fruits et légumes à fond avant de s'en servir. Ceci vaut autant pour les produits organiques que tous les autres, parce qu'il n'y a pas de définition qui fasse consensus sur le terme « organique » et que les producteurs de ces aliments sont peu contrôlés.

« Les réactions au lait, aux oeufs, au poisson et aux arachides sont beaucoup plus communes [qu'aux additifs alimentaires] », dit le professeur John Warner, spécialiste britannique de la santé de l'enfant. C'est la raison pour laquelle il recommande aux asthmatiques de trouver si possible à quels aliments ils sont allergiques et de toujours avoir sur eux les médicaments antidotes s'ils mangent par inadvertance un de ces aliments.

À partir de l'emballage il n'est pas toujours évident de connaître les substances allergiques qu'un aliment peut contenir. Ceci peut même se produire dans les soi-disant collations nutritives. Le résultat peut être fatal. Récemment au Royaume-Uni, une jeune fille mourut après avoir mangé de la tarte à la meringue, dans laquelle il y avait, à son insu, des arachides pour lesquelles elle avait une allergie absolue.

Se méfier des diètes spéciales. La plupart des diètes sont bénéfiques si elles sont suivies raisonnablement et correctement (même si certains diététistes de formation conventionnelle s'objectent) mais plusieurs peuvent aussi causer des déficiences en minéraux et vitamines importants tels que le zinc et les vitamines anti-allergènes B6 et B12. Ils peuvent être remplacés par des suppléments alimentaires. Une capsule de multi-vitamines prise une fois par jour fera l'affaire (voir aussi Chapitre 7). Il y a plus d'informations sur les diètes spéciales pour les asthmatiques au Chapitre 7.

Suppléments alimentaires

Certains de ces suppléments sont recommandés pour leur propriétés anti-allergènes. Ils comprennent l'huile de foie de morue, l'huile d'onagre et les vitamines du complexe B. L'huile de foie de morue et l'huile d'onagre font partie des *acides gras essentiels* (AGE).

L'immunologiste américain Leo Galland croit que l'asthme peut provenir d'un déséquilibre des acides gras. Il cite plusieurs études qui montrent que les enfants asthmatiques ont de la difficulté à convertir les AGE en *prostaglandine* qui régularise le fonctionnement du système immunitaire. Les prostaglandines sont contrôlées par des enzymes.

Dans un rapport spécial de 1993 dans le bulletin anglais *What Doctors Don't Tell You*, Galland dit : « Si une technique efficace de désensibilisation à l'allergie est utilisée et qu'un contrôle environnemental est exercé, le traitement sans médicament est presque toujours possible chez les enfants. » Il recommande aux parents les suppléments suivants à l'alimentation de leurs enfants :

- De fortes doses d'acides gras essentiels : une cuillerée à table d'huile de lin et une cuillerée à table d'huile de foie de morue.
- Du magnésium (3mg par livre de poids par jour).
- Du calcium (600mg par jour si les produits laitiers sont exclus).
- De fortes doses de vitamine C (2gr par jour), B6 (au moins 200mg par jour), et B12 (1mg deux fois par jour pendant six semaines).

Résumé

Pour ceux qui souffrent d'asthme allergique, une étape importante dans la planification d'un programme d'aide personnelle est d'établir minutieusement les aliments et les substances déclenchant l'allergie et à quel degré. Pour y arriver rapidement et avec exactitude il est préférable de consulter un écologiste clinique ou un allergiste d'expérience.

Vous pouvez aussi vous aider en pensant à ce que vous pouvez faire pour aider les autres. Pour chaque maladie, ceux qui en souffrent peuvent apporter beaucoup d'informations que les médecins ne possèdent pas. Alors parlez-en. Joignez-vous à un groupe, pas seulement pour trouver de l'aide, mais comme une personne qui a quelque chose de positif à offrir. Votre propre expérience est votre plus grande force. Partagez-la.

CHAPITRE 5

Traitements et procédures conventionnels

Ce que votre médecin vous dira probablement

Le traitement conventionnel de l'asthme utilise des médicaments particuliers connus sous les noms de *corticostéroïdes* et *bêta-antagonistes*. La majorité des médecins recommanderont un ou deux types principaux de médicaments (voir l'encadré de la page suivante) :

- Préventifs
- Soulageants

L'attitude des médecins et l'effet placebo

La plupart des médecins disent à leurs patients qu'il est nécessaire de prendre des médicaments de façon habituelle, parce que sans un bon contrôle, les poumons peuvent être endommagés en permanence. Ils soutiennent qu'avec une attitude mentale positive et un bon support médical, l'asthme peut être contrôlé. Dans le cas de l'asthme, la question clé est la prépondérance de l'attitude positive par rapport à la médication dans un traitement réussi.

Michael Balint, l'auteur du classique *The Doctor, the Patient and his Illness*, dit que de tous les agents thérapeutiques employés en médecine, celui le plus utilisé était celui pour lequel nous avions le moins d'information. Il n'est pas mentionné dans les livres de médecine, aucune donnée n'existe sur le dosage exact, sur la méthode et la fréquence d'emploi, ou sur les effets secondaires allergènes ou toxiques. Il voulait parler, bien entendu, du médecin ou du thérapeute lui-même ou elle-même !

Préventifs

Les médicaments prévenant l'asthme protègent les muqueuses des voies respiratoires pour les rendre moins étroites lorsqu'un déclencheur attaque. Mais ils jouent leur rôle seulement s'ils sont pris régulièrement et peuvent mettre un certains temps (de quelques jours à quelques semaines) à être entièrement efficaces.

Ils se présentent en deux types : stéroïdes inhalés et stéroïdes oraux (bien qu'ils puissent être injectés). Les stéroïdes inhalés produisent moins d'effets secondaires que ceux parfois importants des stéroïdes oraux. C'est parce que les doses sont très petites et que l'inhalateur envoie des particules de médicament directement aux poumons, là où ils sont nécessaires. Malgré tout il y a des effets secondaires comme l'enrouement, les infections fongiques de la gorge, la tension et les palpitations. Certains médicaments préventifs sont :

Marque de commerce	***Appellation chimique***
Intal	Cromoglycate de sodium
Pulmicort	Budésonide
Tilade	Sodium nédocromil
Variées	Dipropionate de béclométhasone

Soulageants

Ces médicaments soulagent les symptômes de l'asthme très rapidement. Ils sont pris aussitôt que les symptômes apparaissent et agissent surtout sur les muscles autour des voies respiratoires, les détendant et les ouvrant. Les médicaments soulageants sont le plus souvent utilisés en inhalateurs, mais ils existent aussi en pilules ou, pour les très jeunes enfants, en sirop. Lorsque pris en inhalateur, l'effet dure environ quatre heures. Les pilules qui libèrent le médicament progressivement ont un effet à long terme. Elles sont recommandées pour les symptômes se produisant la nuit.

Les médicaments pour le soulagement de l'asthme viennent aussi en deux groupes : ceux à action rapide et ceux à action lente qui doivent être pris régulièrement, comme les préventifs, pour être efficaces. L'effet secondaire le plus souvent noté est un tremblement des mains.

Des exemples :

Marque de commerce	***Appellation chimique***
Action rapide	
Bricanyl	Terbutaline
Ventolin	Salbutamol
Action lente	
Atrovent	Bromide d'ipratropium
Phyllocontin Continus	Aminophylline
Theo-dur	Théophylline

C'est un fait que les gens vont mieux parce qu'ils ont confiance en un médicament ou en un praticien. Mais parfois, aucune confiance, aucun traitement n'aide. L'asthme est un état qui menace la vie et dans les situations d'urgence, peu de gens mettent en doute les médicaments, surtout ceux du genre soulageant, comme faisant partie essentielle du traitement de l'asthme. Ce qui est inquiétant à propos de l'asthme, c'est que malgré la disponibilité de médicaments efficaces depuis plusieurs années, il ne diminue pas. Au contraire, son incidence augmente.

La pollution est pointée du doigt comme étant la raison principale de l'épidémie qui sévit dans presque tous les pays médicalement avancés. Mais dans l'introduction de ce livre on rapportait le fait étonnant que la Nouvelle-Zélande, où la pollution atmosphérique n'est pas un problème, a plus d'asthmatiques par habitant que tout autre pays évolué.

Ceci a amené plusieurs chercheurs à scruter plus étroitement les médicaments mêmes pour voir s'ils ne seraient pas en partie fautifs.

Problèmes de la surmédication

Les faits commencent à émerger. Récemment, des chercheurs de Nouvelle-Zélande ont prouvé que l'utilisation fréquente du broncho-dilatateur *Fenoteril* est extrêmement dangereux. Ils croient maintenant que l'utilisation excessive des broncho-dilatateurs, les médicaments qui dilatent les voies respiratoires, peut être la raison des statistiques surprenantes de ce pays.

Leurs travaux furent analysés par d'autres chercheurs dans d'autres pays et en 1993 la British National Asthma Campaign fut d'accord sur l'évidence d'une surconsommation. Dans son bulletin d'été elle écrivit qu'il est possible que l'usage fréquent des broncho-dilatateurs comme le *Ventolin* et le *Bricanyl* peut affecter le coeur et la circulation. Les chercheurs croient que ce serait une explication du haut taux de mortalité constaté durant des crises d'asthme fortes. Le Dr John Connell, qui prit part à la recherche, croit maintenant que le *Ventolin* et le *Bricanyl* pourraient être « moins utiles qu'on le pensait à l'origine ». Une courte étude de chercheurs canadiens rapportée dans la prestigieuse revue médicale internationale *Lancet*, en octobre 1993, confirme ces doutes.

Problèmes associés aux stéroïdes

La plupart des médecins thoraciques préconisent l'emploi des stéroïdes pour supprimer l'inflammation. Les allergistes britanniques, les Dr John Mansfield et David Freed indiquent trois principaux écueils à l'usage des stéroïdes :

- même ceux inhalés peuvent être dangereux
- ils ne donnent pas toujours des résultats, surtout lorsque l'inflammation n'est pas causée par une réaction immunitaire, mais directement par un produit toxique (empoisonnement)
- le mucus n'est pas nécessairement causé par l'inflammation; il peut aussi être produit directement par des toxines, appelées lectines, émanant de certaines plantes.

L'élément de peur

Le médecin de famille britannique Duncan Keeley a noté que l'asthme varie énormément en gravité et en force d'une personne à l'autre et dans le temps chez une même personne. Convaincu qu'il y a trop d'interventions non nécessaires chez les asthmatiques légers, il fait ce commentaire : « Les médecins devraient varier le tapage qu'ils font sur l'asthme. » Ils pourraient avoir plus de succès s'ils attachaient moins d'importance au diagnostic. Selon lui, les médecins devraient être moins menaçants, moins importuns et moins s'agiter à propos des symptômes.

Le Dr Keeley s'aperçoit que la peur est un élément important de cette maladie. La peur augmente les spasmes des bronches. Ceci semble être le noeud du problème. Une approche douce, préconisée par les thérapeutes complémentaires et par beaucoup de médecins aussi, signifie d'accorder autant d'attention au patient qu'à la maladie.

Comme il fut souligné dans les chapitres précédents, il y a un lien entre l'asthme et les problèmes émotionnels. Une maladie chronique comme l'asthme est stressante et les symptômes reliés à la maladie peuvent conduire à la dépression ou à la colère. À leur tour, la dépression et la colère peuvent accentuer la situation. On a aussi trouvé que la maladie peut conditionner le malade à s'attendre à une crise en certaines circonstances. Par exemple, une discussion avec un partenaire peut provoquer la crise et le patient aura une respiration sifflante avant que la prochaine discussion commence, par la seule crainte d'un conflit. Le sifflement peut même être une réaction émotionnelle pour obtenir la sympathie et éviter la confrontation.

Résumé

La façon courante de traiter une crise d'asthme est de prendre l'inhalateur à stéroïde. Pour plusieurs, l'inhalateur est une façon pratique de prévenir une crise d'asthme, mais il ne va pas à la racine du problème. Il ne fait que soulager les symptômes. Il est très utile parfois, à d'autres moments il est vital, mais ce n'est pas un élément de la guérison. La clé de la véritable compréhension et du traitement de l'asthme semble être dans une approche reliée à ce que l'on pourrait appeler une philosophie holistique des thérapies naturelles. Nous les verrons dans ce qui suit et comment elles peuvent aider.

CHAPITRE 6

Les thérapies naturelles et l'asthme

Prévention et traitement par des solutions douces

En juin 1993 l'Association médicale britannique publia un rapport marquant dans lequel elle acceptait pour la première fois que non seulement les thérapies naturelles (elle les appelle thérapies non conventionnelles) sont bien établies mais que certaines devraient et pourraient devenir plus largement disponibles à tous, y compris les patients de médecins conventionnels formés à l'école occidentale.

Les critiques firent remarquer que l'association acceptait l'inévitable. Ce qu'elle disait devoir arriver, arrivait déjà : un nombre de plus en plus important de gens cherchent de l'aide chez les praticiens médicaux non conventionnels. Cette tendance, que l'association admet, reflète un véritable besoin du public. Que sont ces thérapies exactement et en quoi diffèrent-elles de l'approche médicale conventionnelle ? Pourquoi les gens vont chez les thérapeutes naturistes ? Et, plus important, quelles thérapies sont utiles aux asthmatiques et comment trouver un thérapeute fiable ? Dans ce chapitre et dans le reste du livre, nous verrons les réponses à toutes ces questions.

Pourquoi aller chez un thérapeute naturiste ?

Les gens consultent un thérapeute naturiste en dernier ressort. Ils ont essayé les traitements conventionnels sans succès. Quelle que soit la raison, peut-être parce que leurs problèmes n'ont pas été abordés adéquatement ou peut-être sont devenus pires, leurs besoins ne furent pas satisfaits. Un rapport officiel publié en Israël en 1991 concluait que les gens de ce pays se tournaient de plus en plus vers la médecine naturelle pour les mêmes raisons que dans d'autres pays : une préoccupation et même une désillusion devant une profession médicale de plus en plus spécialisée et rigide qui s'adapte trop lentement, d'une façon sécuritaire et douce, non seulement à la nature changeante et à l'incidence de la maladie — préférant les substances synthétiques et la haute technologie à l'approche naturelle — mais aussi à la demande croissante du public pour une plus grande liberté dans le choix des soins de santé et pour avoir son mot à dire sur la façon dont il veut être traité.

Quelles que soient les raisons qui amènent les gens chez les praticiens de thérapies naturelles, ils semblent en retirer une grande satisfaction. En Grande-Bretagne où les thérapeutes ont l'obligation légale de suivre une formation pour pratiquer une thérapie non médicale, les enquêtes des dernières années ont toujours indiqué des niveaux de satisfaction variant de 60 à 80 pour cent. Alors qui sont ces thérapeutes et qu'est-ce qui les rend si populaires ? Qu'est-ce qu'une thérapie naturelle et, plus important encore, comment trouver un thérapeute satisfaisant ?

Qu'est-ce qu'une thérapie naturelle ?

La discussion est vive (pour ne pas dire la querelle, même entre thérapeutes naturistes) pour savoir si toutes les thérapies naturelles se basent sur une idée ou un principe commun. L'Association médicale britannique, dans son rapport de 1993, dit que non, car les thérapies naturelles sont un amalgame de différents styles et techniques n'ayant rien en commun. En fait toutes les approches naturelles comprennent, acceptent et se basent sur les principes suivants :

- Le corps possède une habileté naturelle à se guérir lui-même.
- L'humain n'est pas seulement une machine physique, comme une auto, mais un mélange subtil et complexe physique, mental et émotif (ou spirituel comme certains préfèrent l'appeler) et tous ou chacun de ces facteurs peuvent causer ou contribuer aux problèmes de santé. En d'autres mots, chaque individu n'est pas un ensemble de parties hétérogènes mais un tout complètement intégré (le terme médecine holistique fut inventé pour décrire le traitement de l'individu comme un tout composé d'un corps, d'un cerveau et d'un esprit).
- Les conditions environnementales et sociales peuvent être aussi importantes que la composition physique et émotionnelle d'une personne et peuvent avoir un impact aussi marquant sur sa santé.
- Il est plus important de traiter la racine d'un problème que de s'attaquer seulement aux symptômes apparents. Le traitement des symptômes

apparents pourrait couvrir le vrai problème sous-jacent et l'aggraver, risquant de le faire apparaître plus tard sous une forme plus grave.

- Chaque individu est unique et ne peut, par le fait même, être traité exactement de la même façon que toute autre personne.
- La guérison se fait plus rapidement et plus efficacement si la personne assume la responsabilité de sa propre santé et s'implique activement dans le processus de guérison (mais un bon thérapeute se rendra compte si la personne a besoin de s'abandonner aux mains d'une autre personne).
- La bonne santé est un équilibre émotif, mental, spirituel et physique. (L'équilibre est fondamental à la notion de base de santé dans la thérapie naturelle. La mauvaise santé est le résultat d'un déséquilibre, d'une maladie. Les Chinois expliquent ceci par le principe du *yin* et du *yang*).
- Il y a une force naturelle de guérison dans l'univers (que les Chinois appellent *qi* ou *chi*, les Japonais *ki*, les Indiens *prana* et les Occidentaux *vis medicatrix naturae* ou force de vie). Chacun peut y puiser ou utiliser cette force; l'habileté du praticien en santé naturelle sera de l'activer chez le patient ou d'aider ce dernier à l'activer lui-même.

Beaucoup de controverses furent soulevées, parmi un grand nombre de médecins formés à la méthode scientifique occidentale, par les croyances des thérapeutes naturistes aux idées orientales exprimées par les deux principes mentionnés plus haut et par l'utilisation de ces termes. C'est souvent la principale raison pour laquelle les médecins rejettent ces thérapies. (La réaction est probablement compréhensible étant donné les années passées à étudier un système différent, mais les principes sont là, qu'ils aiment ça ou non. De plus, le rejet global de toutes les thérapies parce qu'on refuse, disons, le concept du *qi* — la force de vie — implique le risque de rejeter quelque chose de bénéfique, simplement parce qu'on n'aime pas la façade de ces thérapies; on risque ainsi de jeter le bébé avec l'eau du bain. Il est important de ne pas se laisser décourager simplement parce que certains médecins boudent ces thérapies. Ils peuvent avoir tort !).

L'essence de toutes les thérapies naturelles est la même et rejoint beaucoup les principes de la médecine originelle suivis, pratiqués et prêchés par les anciens guérisseurs de Grèce et d'Égypte : la meilleure approche est la plus douce et la plus aimable, elle évite les procédures dangereuses et traumatiques et traite le patient comme un individu global, dans une démarche où il participe activement à sa propre guérison et au maintien de sa santé.

Comment les thérapies naturelles traitent l'asthme

La façon dont la nature aborde la maladie est d'essayer de guérir la personne entière dans son corps, son intelligence et son esprit. De la même façon, nous l'avons vu, le thème premier de la médecine naturelle est que tous les systèmes s'influencent les uns les autres. L'approche naturelle de l'asthme, comme de toute autre maladie, est la manière douce. Elle considère la maladie comme faisant partie d'un ensemble général mal ajusté des processus de l'esprit et du corps et non comme une pathologie ou une maladie séparée, qui envahit soudainement et mystérieusement notre corps et qui peut être définie objectivement et précisément pour se faire donner une étiquette. Un organe malade existe dans la personne entière; une personne malade existe dans un environnement social et physique défini.

Le thérapeute naturiste doit décider du niveau approprié d'intervention nécessaire qui ne produira pas d'effets secondaires, c'est-à-dire sans endommager d'autres parties du corps ou de l'esprit, et décider quelles méthodes ou combinaisons de méthodes seront les plus efficaces.

Le thérapeute naturiste ou praticien met ensemble un certain nombre de facteurs reliés impliqués dans la maladie et qui peuvent être physiques, émotionnels, génétiques, environnementaux ou sociaux. Il ou elle peut décider que certaines habiletés sont nécessaires dans le traitement des aspects variés d'une maladie. Dans le cas de l'asthme, par exemple, un acupuncteur, un ostéopathe et un écologiste clinique peuvent avoir chacun quelque chose de différent et d'important à offrir.

Les thérapies naturelles énumérées ci-dessous sont bénéfiques pour l'asthme de différentes façons et à des degrés divers (elles sont décrites plus en détail aux Chapitres 7-9) :

- acupuncture
- technique Alexander
- aromathérapie
- biorétroaction
- chiropractie
- counselling
- guérison/toucher thérapeutique
- médecine par les plantes
- homéopathie

- hydrothérapie
- massage
- médecine naturopathe
- thérapie nutritionnelle/thérapie par la diète
- ostéopathie
- réflexologie
- thérapie par la détente
- shiatsu
- yoga.

À part les bénéfices tirés de ces thérapies particulières, il y a l'approche du bon sens (souvent transmise de génération en génération dans des familles qui bénéficient d'une bonne santé) par laquelle le patient est responsable de lui-même. Il n'a pas à se faire dire de pratiquer des exercices, de manger sagement, de jouer de la musique, de peindre, de marcher, de danser, de ne pas fumer ou trop boire et de ne pas se surmener. Il fait ces choses naturellement. À ceci s'ajoutent les remèdes de bonne femme qui sont aussi transmis de génération en génération. Certains médicaments modernes — l'exemple classique étant la *digitaline* (de la digitale) employée pour traiter les problèmes cardiaques — furent conçus à partir de remèdes populaires tirés de la tradition orale.

Puisqu'il y a des facteurs variés contribuant au développement de l'asthme il doit y avoir des facteurs multiples pouvant ramener à la santé. Nous verrons dans les chapitres qui suivent comment les diverses thérapies énumérées ci-dessus peuvent aider l'asthme. La chiropractie et l'ostéopathie, par exemple, sont utilisées principalement pour le corps et sont évidemment des thérapies physiques. On en parle au Chapitre 7. Certaines thérapies fonctionnent à tous les niveaux, l'esprit, les émotions et le corps, et puisque plusieurs sont parmi les thérapies qui fonctionnent avec l'énergie ou le corps subtil (comme on l'appelle parfois) d'une personne, il y a un Chapitre séparé, le 9, pour elles.

La médecine du futur ?

En 1956 un comité de l'Association médicale britannique fut mis sur pied à la demande de la Commission des archevêques sur la guérison divine et publia un rapport qui dit : « Puisque l'homme est un tout et que la santé est une condition pour fonctionner pleinement, nous ne pouvons pas, surtout dans le cas de maladies graves, mettre de côté tous les moyens à notre disposition qui peuvent contribuer à ramener la santé, puisque toutes les fonctions de la personnalité [esprit et corps] réagissent les unes par rapport aux autres. »

On a dit que la médecine avance rapidement mais change lentement. De nouvelles connaissances sur les maladies qui nous déroutaient jadis, comme l'asthme, nous amènent graduellement à une attitude meilleure envers l'art de la guérison. Mais il y a des raisons à l'optimisme. Une des découvertes de la science médicale est que plusieurs remèdes anciens, décrits dans le passé comme une médecine marginale, ont une origine scientifique et sont acceptés. L'acupuncture en est un bon exemple.

Les exemples des chapitres suivants pourront fort bien trouver une place dans la guérison dans un proche avenir pour la même raison.

Pour la façon de trouver et choisir un thérapeute naturiste, voir le Chapitre 10.

CHAPITRE 7

Traiter votre corps

Thérapies physiques pour l'asthme

Certaines thérapies efficaces contre l'asthme traitent votre corps d'une façon directement physique. C'est-à-dire qu'elles ne se préoccupent pas de votre condition émotionnelle mais de vos symptômes physiques immédiats. En ce sens ces thérapies naturelles sont plus près de la médecine conventionnelle lorsqu'elles traitent les symptômes, plutôt que les causes profondes, mais au moins elles le font de la façon la plus douce possible, sans médicaments ni effets secondaires. En travaillant de l'extérieur en fonction de l'intérieur, ces thérapies réussissent souvent à s'attaquer aux causes sous-jacentes.

Les thérapies qui ont prouvé leur efficacité dans les cas d'asthme sont regroupées sous les titres suivants :

- manipulation (chiropractie et ostéopathie)
- massage (aromathérapie)
- médication (médecine par les plantes occidentale et chinoise)
- mouvement (yoga)
- médecine naturopathique (hydrothérapie)
- thérapie nutritionnelle/diététique

Manipulation

La posture est importante dans le maintien de la santé. Selon les praticiens spécialisés dans la manipulation des muscles et des os (le système musculo-squelettique), ostéopathes et chiropracticiens, une défectuosité structurelle ou mécanique est souvent présente dans les cas d'asthme. Les gens ayant des problèmes pulmonaires ont tendance à courber les épaules et à avoir une poitrine distendue. Par la manipulation, les thérapeutes peuvent localiser de petits déplacements dans la cage thoracique et dans la région de la colonne vertébrale qui supporte les côtes. La tension des asthmatiques dans la poitrine arrondie, le cou, les épaules et le diaphragme nécessite des manipulations efficaces de ces régions.

Technique Alexander

Cette technique n'est pas vraiment une thérapie et ne nécessite pas les services d'un thérapeute pour l'administrer; elle voit à la bonne utilisation des muscles et des os, en particulier ceux de la tête et des épaules. Cette technique, élaborée dans les années 20 par un acteur australien nommé F. Matthias Alexander aux prises avec des problèmes de respiration et d'élocution, est une manière d'habituer la tête à bien s'aligner avec la colonne vertébrale. Son but est de se débarrasser des mauvaises habitudes et de redonner au corps sa façon naturelle de se mouvoir. La phrase fameuse d'Alexander était : « Quand vous arrêtez de faire la mauvaise chose, la bonne chose se fait d'elle-même. » C'est vraiment une méthode d'aide personnelle qui peut être pratiquée par soi-même après qu'elle a été bien apprise avec l'aide d'un professeur entraîné.

Exercice de détente selon la technique Alexander

Le but de l'exercice est de détendre le corps et de lui permettre de se libérer de sa tension. Étendez-vous sur une surface dure, les jambes écartées (de la largeur des épaules), genoux pliés, la tête reposant sur deux ou trois livres, pas d'oreiller. La bosse osseuse derrière la tête (l'occiput) et non le cou doit reposer sur les livres tel qu'illustré. Les bras et les coudes sont au plancher et les paumes des mains déposées sur le thorax. Restez ainsi environ 20 minutes. Étendu dans cette position, imaginez vos épaules se dégageant, votre colonne vertébrale tirée vers le bas et redressée par l'effet de la gravité, votre tête poussant vers le haut et l'extérieur. Si vous répétez cet exercice chaque jour, vous constaterez que votre épine dorsale se redresse et que tous les os et les muscles se sentiront bien et les tensions s'envoleront.

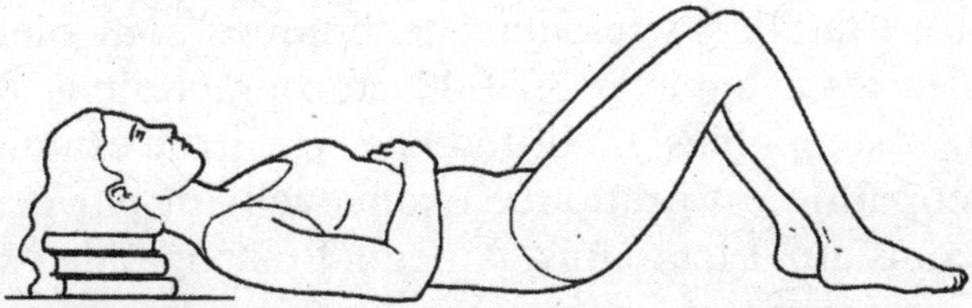

Fig. 5

La technique Alexander est l'exercice classique « en-dehors/en-dedans » qui, en améliorant la posture, améliore l'humeur, la stabilité, la santé et le bien-être général. En plus de guérir plusieurs souffrances et douleurs causées par une mauvaise posture ou mouvement, la technique peut, comme plusieurs autres formes d'exercice, aider à diminuer la pression sanguine, résoudre des problèmes digestifs et améliorer la respiration. Elle a aidé des asthmatiques.

Chiropractie

Ce mot vient d'un mot grec signifiant pratique manuelle. L'ostéopathie et la chiropractie fonctionnent presque de la même manière, la différence principale étant historique. Les deux systèmes furent conçus par des praticiens américains à la fin du siècle dernier mais le fondateur de l'ostéopathie, Andrew Taylor Still, proclamait que l'irrigation sanguine était un élément essentiel de la santé des tissus, alors que David Daniel Palmer, le fondateur de la chiropractique, mettait l'emphase sur les nerfs. Aujourd'hui les deux pratiques traitent les mêmes problèmes au moyen de techniques de manipulations servant à corriger les tensions et les déséquilibres du système musculo-squelettique. Les deux proclament pouvoir traiter l'asthme avec succès.

Aux États-Unis les deux techniques sont bien établies avec environ 30 000 chiropracticiens et 20 000 ostéopathes. La différence principale est que l'ostéopathie est pratiquée exclusivement par des médecins aux États-Unis. Ailleurs l'ostéopathie est plus commune et est exercée principalement par des praticiens non médicaux, bien que qualifiés. Mais dans le monde la chiropractique est, de loin, la profession la plus pratiquée, plus que toutes les autres thérapies naturelles ensemble.

Chiropractique : l'histoire de James Robinson

James Robinson, âgé de 4 ans, souffrait à la fois d'asthme et d'eczéma et était allergique à certains aliments et animaux. Son asthme n'était pas assez grave pour l'hospitaliser mais il devait prendre des stéroïdes (*Becotide*) et un bronchodilatateur (*Salbutamol*) assez régulièrement chaque année durant l'hiver.

Sa mère Anne, qui se faisait traiter chez une chiropracticienne pour un syndrome cervical traumatique, lui demanda si elle pouvait faire quelque chose pour James. La chiropracticienne n'avait jamais traité d'asthmatiques avant, mais lui dit qu'elle croyait pouvoir l'aider et ainsi commença le traitement.

La chiropracticienne diagnostica un problème dans le bas du cou et dans le haut de la colonne vertébrale au niveau thoracique; elle traita James par une combinaison de manipulations douces et un activateur (une manipulation mécanique).

James attrapa une infection de la poitrine peu après le début du traitement pour laquelle il reçut des antibiotiques. À la surprise de sa mère, ceci ne déclencha pas d'asthme comme c'était le cas avant le traitement. Le moindre rhume provoquait une crise.

Après cinq mois de traitement, James s'est libéré de l'asthme et les deux vérifications quotidiennes d'une crise possible sont maintenant discontinus.

Ostéopathie

Les symptômes physiques de l'asthme peuvent être soulagés par la manipulation de l'épine dorsale, de la cage thoracique et du crâne. L'ostéopathie repose sur le principe que la structure et la fonction sont interdépendantes dans le corps humain de la même façon que dans une machine efficace. Les ostéopathes croient que s'il y a une modification de la structure du corps cela affectera sa fonction. De la même façon, si le corps est forcé d'accomplir une fonction pour laquelle il n'est pas fait, sa structure en sera modifiée.

Ostéopathie : l'histoire de James Tweedie

L'asthme de James Tweedie débuta lorsqu'il avait 4 ans. Sa mère, médecin généraliste dans l'ouest de Londres, croyait que le déclencheur était une combinaison de facteurs allergiques et émotifs. Quatre ans de traitements réguliers et des sessions chez un acupuncteur et un hypnotiseur n'avaient apporté aucun soulagement, ce qui décida sa mère à l'envoyer recevoir un traitement ostéopathique à la clinique de l'École britannique d'ostéopathie au centre de Londres.

Pendant les traitements hebdomadaires, l'ostéopathe soignait particulièrement le crâne, le cou, la cage thoracique et l'épine dorsale. En cinq mois son asthme fut guéri en même temps qu'il recevait un bonus inattendu : une augmentation intéressante de sa taille. L'ostéopathe aida le corps du garçon à fonctionner normalement dans des situations de stress. Il ne réagit plus aux stimuli émotionnels ou aux allergies par une crise d'asthme.

Après cet épisode, la mère témoigna qu'il était devenu une personne beaucoup plus agréable.

L'ostéopathie voit la maladie comme une distorsion de la structure ou de la fonction. Une personne tendue contracte des strates de muscles dans le dos et ceci peut causer des problèmes dans la colonne vertébrale. Les enfants apprennent à s'accommoder des sentiments de diverses façons et en s'adaptant à des standards de comportement adultes, ils retiennent leurs émotions en créant de la tension dans leur corps. La manipulation de l'épine dorsale des enfants ayant ces problèmes, y compris l'asthme, peut être une façon de s'attaquer au pro-blème. Mais les ostéopathes ne se contentent pas de faire craquer les articulations, ils les massent aussi.

Les tensions des muscles du dos peuvent être soulagées par le massage des tissus mous. Une de ces méthodes est la technique neuro-musculaire. Elle consiste en de profonds mouvements contrôlés avec les pouces du thérapeute ou la surface des autres doigts sur les endroits particuliers du corps connectés aux ligaments et aux muscles de l'épine dorsale. Lorsque la poitrine et le diaphragme bougeront plus librement, dit l'ostéopathe, les symptômes et la tension émotionnelle s'amélioreront.

Massage

Nous communiquons de diverses façons avec nos corps, transmettant nos joies, nos douleurs et nos angoisses, comme l'ont démontré Wilhelm Reich et son élève américain Alexander Lowen, fondateur de la bioénergétique. Reich enseigna l'armature corporelle, qu'il décrivit comme la rétention de la bioénergie dans le corps de façons diverses, surtout dans les muscles.

Le massage est une des manières les plus directes et évidentes de relâcher les tensions corporelles qui s'accumulent dans des situations stressantes comme la crise d'asthme. Dégager les tensions corporelles peut aussi relâcher les tensions mentales et émotionnelles (certains thérapeutes diront que c'est le véritable but du massage). Ce résultat est tellement connu et admis que le massage est devenu une des thérapies physiques les plus populaires et efficaces.

Les variantes disponibles sont nombreuses, du fameux massage suédois, très vigoureux, à des techniques comme le toucher thérapeutique, si doux que vous sentez à peine qu'on vous touche. (Certaines personnes croient même que cette technique de toucher doux a plus à faire avec la guérison par l'imposition des mains qu'avec le massage puisqu'il y en a peu de fait.) Presque toutes les techniques de massage sont valables pour la plupart des asthmatiques, en autant qu'elles sont appliquées par une personne compétente. Le choix a plus à faire avec les préférences personnelles et ce qui donne de meilleurs résultats dans une situation donnée. Une des techniques les plus populaires en ce moment est l'aromathérapie.

Aromathérapie

Pour être précis, l'aromathérapie n'est pas un massage parce que le nom signifie simplement thérapie par les arômes ou thérapie de la senteur. L'odorat est notre sens le plus puissant comme chacun le sait par des souvenirs vivaces réveillés par une senteur. Mais suffisamment de preuves furent recueillies pour témoigner que des odeurs spécifiques peuvent aussi guérir. Une médecine indienne traditionnelle appelée *Ayurveda* utilise les arômes depuis des siècles avec la conviction qu'ils peuvent guérir les souffrances et soulager la toux et le rhume.

Les odeurs de l'aromathérapie sont dues aux essences d'huile distillée de plantes et herbes variées, d'où le nom d'huiles essentielles. Un aromathérapeute compétent employera une huile en particulier ou une combinaison d'huiles pour traiter divers problèmes, y compris l'asthme. Les huiles peuvent être inhalées, vaporisées, utilisées en compresses chaudes et même gargarisées, mais elles sont mieux connues et appréciées dans les massages.

Dans l'asthme, le choix des huiles essentielles variera selon que l'asthme est d'origine allergique ou que des facteurs émotionnels sont en cause. Bergamote, camomille, sauge sclarée, lavande, thym, néroli, rose, toutes ces huiles sont réputées être bénéfiques pour l'asthme, étant à la fois antispasmodiques et antidépresseurs. La bergamote et la lavande ont la réputation de repousser les infections de la poitrine.

L'aromathérapie aide également les insomniaques. Quelques gouttes d'une des huiles dans le bain ou dans un petit bol d'eau chaude déposé sur la table de nuit avant d'aller au lit suffisent. Certains thérapeutes n'utilisent pas l'aromathérapie durant une crise d'asthme mais ils en recommandent l'usage à d'autres moments pour masser toute la poitrine, avec des mouvements qui ouvrent la poitrine et les épaules.

Les aromathérapeutes disent que les effets se font sentir aux niveaux mental et émotif aussi bien que physique. La tension contrevient à la circulation lymphatique qui joue une part importante dans le système immunitaire. Tout ce qui réduit la tension est bénéfique à l'asthmatique. Même si beaucoup de médecins sont sceptiques quant à l'effet des huiles essentielles de plantes sur des problèmes comme l'asthme, ils sont généralement d'accord pour dire que le massage en soi est important. (Les médecins touchent les patients pour des raisons cliniques. Les gestes doux et les caresses sont le terrain des infirmières, surtout avec les enfants, ce qui parfois fait plus de bien que le médicament lui-même !)

Médication

La médication naturelle, celle des herbes qui guérissent, est proche de la médecine conventionnelle pour des raisons évidentes. Le terme herbes couvre toutes les sortes de plantes y compris les fougères, les algues, les arbres et les lichens; ces plantes furent les seuls remèdes prescrits par les médecins et les guérisseurs jusqu'au temps présent. C'est avec le développement de l'industrie chimique depuis un siècle que les médicaments synthétiques devinrent prépondérants. Même aujourd'hui, environ le quart des médicaments modernes sont dérivés des mêmes plantes employées en médecine populaire depuis des siècles et transmises de génération en génération. Encore maintenant, ce savoir est transmis parmi les tribus indiennes des forêts tropicales, comme en Amazonie, et les industries pharmaceutiques commencent à s'informer sur les milliers d'herbes encore inconnues, avant qu'elles et les Indiens ne soient détruits.

Les herboristes préfèrent les plantes aux médicaments synthétiques parce qu'ils croient que la nature a introduit le mélange parfait et équilibré dans une plante ayant poussé naturellement, ce qui ne se retrouve pas dans un seul élément chimique isolé du reste de la plante. Ainsi une plante ayant un ingrédient actif particulièrement utile dans un cas possédera d'autres ingrédients qui, spontanément, modéreront ou équilibreront les effets secondaires nocifs, la rendant plus sécuritaire et douce qu'un médicament pharmaceutique.

Médecine occidentale par les plantes

Bien que l'emploi des plantes médicinales se soit estompé avec l'arrivée de médecines diverses, il ne s'est jamais éteint, surtout en Europe, et aujourd'hui on assiste à un regain de popularité des remèdes à base de plantes, pour lesquels les praticiens de plusieurs pays acquièrent une formation complète et approfondie. Cette formation est essentielle parce que les plantes peuvent être puissantes et plusieurs sont très dangereuses, la *digitale* par exemple, qui est un poison et de laquelle est extraite la digitaline pour le coeur. C'est pourquoi il est toujours indiqué de consulter un herboriste entièrement qualifié pour un problème sérieux comme l'asthme. L'herborisme continue à se développer.

Un herboriste fameux du 17e siècle, le britannique Nicholas Culpepper, recommandait le chèvrefeuille et la ballote avec du miel pour la toux et la gorge irritée ainsi que pour le souffle court, mais aucun herboriste moderne ne penserait à suggérer ces plantes pour l'asthme. Simon Mills, un des plus importants herboristes britanniques modernes, mentionne seulement que des plantes comme la grindelia (*grindelia spp*), le choux puant (*symptlocarpus foetidus*) et la lobélie soulagent la tension et par le fait même pourraient être utiles pour l'asthme.

Médecine chinoise par les plantes

La médecine traditionnelle chinoise qui se pratique depuis quelque 2 500 ans fait grand usage des plantes qui constituent une partie majeure de cet art. Il comprend aussi l'acupuncture (voir Chapitre 9). L'Occident reconnaît maintenant que la médecine traditionnelle chinoise offre des traitements efficaces pour des maladies diverses, y compris celles d'origine allergique comme l'asthme. Les médecins du fameux Great Ormond Street Hospital for Sick Children à Londres furent impressionnés récemment lorsqu'ils constatèrent que des cas graves d'eczéma qu'ils avaient été incapables de guérir avec les médicaments habituels s'amélioraient grâce à une formule spéciale regroupant dix plantes chinoises. Une formule semblable n'existe pas encore pour le traitement de l'asthme mais la médecine occidentale scrute maintenant 2 000 plantes et plus employées dans la médecine traditionnelle chinoise, ce qui pourrait donner lieu à certaines découvertes.

Selon la médecine chinoise, trois organes sont impliqués dans l'asthme : les poumons, la rate et les reins. La cause principale serait le flegme. Un médecin chinois n'identifiera pas la cause et la nature du problème avant d'avoir examiné le patient en profondeur et fait son histoire de cas. Certains cas réagissent aux toniques pour les reins mais si le problème se trouve dans la rate ou les poumons, des traitements différents seront donnés. Certains problèmes s'améliorent par les plantes ou l'acupuncture, mais pas les deux. Par ailleurs, il y a eu des cas ou l'acupuncture fut le déclencheur d'une crise chez des patients sensibles, c'est donc dire qu'elle doit être appliquée par des praticiens entièrement qualifiés.

La médecine traditionnelle chinoise prend en compte l'ensemble du patient, y compris les facteurs environnementaux, familiaux et sociaux autant que les habitudes alimentaires (un autre rappel que les principes holistiques sont loin d'être nouveaux !) et il est fréquent pour un praticien de recommander des changements diététiques comme faisant partie du traitement.

Mouvement

Comme il fut mentionné au Chapitre 4, des exercices appropriés sont bénéfiques aux asthmatiques. Certains mouvements spécifiques et des exercices de respiration sont particulièrement recommandés pour eux parce qu'ils leur enseignent à prendre conscience de leur corps et à écouter les signaux d'information qui vont et viennent de leur corps la plupart du temps. L'exercice le plus efficace est le yoga.

Yoga

Le yoga est un art indien ancien d'utilisation du corps pour influencer l'esprit et ainsi, la santé, par un ensemble d'exercices comprenant à la fois le mouvement et la respiration. Beaucoup d'exercices physiques laissent une impression de fatigue, de découragement et des douleurs musculaires. Ce n'est pas le cas avec le yoga.

Le yoga fait correspondre les diverses parties du corps ensemble, afin qu'elles se rejoignent en vue du fonctionnement efficace de *tout* le corps. Mais par-dessus tout, c'est un exercice d'équilibre. Dans chaque exercice ou posture (*asana*) c'est la qualité du mouvement qui compte plus que l'effort mis à réussir une certaine posture.

Un grand nombre de personnes trouvent ces exercices vivifiants et en même temps reposants. Une étudiante qui avait essayé plusieurs autres exercices dit que le yoga augmenta sa confiance en son propre corps, ce que plusieurs exercices différents n'avaient pas réussi à faire : « Loin d'être l'objet disgracieux et rigide qui me laissait toujours tomber, j'ai réalisé que mon corps était fort, dynamique, capable de beaucoup plus que je ne l'avais imaginé. Il fallait travailler avec lui plutôt que contre lui. »

Yoga et respiration

Les exercices de respiration du yoga peuvent être très bénéfiques aux asthmatiques. Appelée la respiration complète, la respiration du yoga comprend trois parties : abdominale, moyenne (cage thoracique), supérieure (haut de la poitrine).

- *Respiration abdominale* On la fait debout, assis ou couché. Il est préférable de commencer couché, les genoux pliés, parce qu'on peut vraiment sentir ce qui arrive. L'attention est concentrée sur le nombril. Placer les paumes sur cette région en expirant et vidant les poumons complètement. La cavité abdominale est complètement rentrée, forçant l'air à l'extérieur des poumons par le nez. On respire lentement par le nez en détendant le diaphragme. L'abdomen s'arrondit vers l'extérieur et le bas des poumons se remplit d'air.
- *Respiration moyenne* (cage thoracique) Cette fois l'attention est concentrée sur les côtes. Les paumes reposent sur la cage thoracique. Après avoir exhalé et vidé les poumons complètement,

inhaler lentement par le nez. Les côtes prennent de l'expansion. En exhalant, les côtes se contractent et chassent l'air par le nez. Dans la respiration moyenne, le milieu des poumons se remplit d'air. L'abdomen et les épaules ne bougent pas.

- *Respiration supérieure* L'attention est dirigée vers le haut de la poitrine sur laquelle se trouvent les paumes, les doigts se touchant. Expirer et vider les poumons complètement. Inspirer lentement.

Yoga et asthme

Depuis plus de 50 ans en Inde le yoga est employé pour traiter les patients souffrant d'asthme. Les bénéfices du yoga furent prouvés, dans une étude à long terme de 53 patients, par des médecins du Vivekananda Kendra Yoga Therapy and Research Centre à Bengalore.

Les patients passèrent deux semaines à pratiquer, sous supervision, un ensemble intégré de trois exercices différents de yoga et une session de dévotion. Les exercices étaient :

- des postures physiques (suryanamaskar et yogasana)
- des techniques de respiration lente (pranayama)
- de la méditation (dhyana).

Après avoir pratiqué des exercices pendant 65 minutes quotidiennement, ils furent comparés avec un groupe témoin de 53 patients asthmatiques qui avaient continué à prendre leurs médicaments habituels. On réalisa qu'il y avait une amélioration significative dans le groupe qui pratiquait le yoga par comparaison au groupe témoin.

- *Respiration complète* L'attention est tournée vers le tronc en entier tout en suivant le mouvement de va-et-vient de la respiration. Commencer avec les paumes sur l'estomac et exhaler pour vider les poumons. Inhaler lentement par le nez, en comptant jusqu'à huit, glissant les mains vers le haut en même temps que le diaphragme descend, que la cage thoracique prend de l'expansion et que les poumons se remplissent d'air. Exhaler, détendre le diaphragme et glisser les mains vers l'estomac. Répéter l'exercice, les bras au repos de chaque côté du corps. L'exercice complet doit se faire d'un seul mouvement, il amène une sensation de paix et de bien-être.

Relâchement du diaphragme

Cet exercice est conçu pour produire une respiration profonde, libre et le plus grand mouvement possible du diaphragme. On le fait assis sur les genoux sur le plancher. Commencer en se penchant vers l'avant, aussi bas que possible, les avant-bras à plat sur le sol, la tête oscillant vers le sol (*voir Figure 6*).

Expirer profondément et en inspirant, étirer les bras comme pour rejoindre le plafond. Puis incliner le corps vers le sol en expirant complètement et déposer les avant-bras au sol. Ceci doit être répété une douzaine de fois. Les exercices doivent être faits librement, sans aucun effort. La sensation est celle d'une poupée de chiffon.

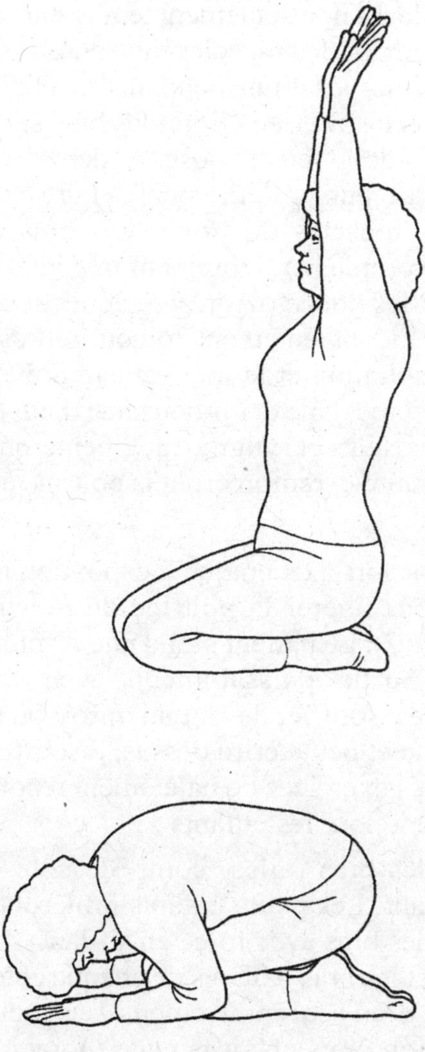

Fig. 6 Exercices de respiration

Les étirements de la montagne

Cet exercice de respiration profonde doit être exécuté assis sur le sol. Il devrait convenir aux asthmatiques, en aidant non seulement leur respiration, mais aussi l'étirement des muscles du tronc.

Assis droit, les bras pendant de chaque côté, expirer. Puis inspirer en étirant les bras sur les côtés et au-dessus de la tête, si possible derrière les omoplates pour accentuer l'étirement et faire bouger vers le haut les muscles du tronc. Les bras devraient toucher les oreilles et l'étirement maximal sera aidé en joignant les pouces. Après quelques secondes les bras redescendent lentement, toujours étirés, en expirant. La respiration et le mouvement doivent suivre le même rythme. Une demi-douzaine d'étirements de la montagne, lents et rythmés, augmenteront la capacité pulmonaire et renforceront la poitrine et les bras.

Haleter

Haleter, selon la technique d'expiration forcée, est efficace pour libérer la poitrine du mucus collant (*voir Figure 7*). Le patient prend une respiration normale et souffle puissamment, avec force. On l'encourage à souffler devant un miroir ou une vitre. S'il l'embue et peut écrire dessus, il souffle bien.

Il y a trois exercices de halètement recommandés spécialement pour les enfants :

- Battre des bras (ailes) contre le côté du corps en haletant. Les petits enfants imiteront les oies, battant des bras avec force en sifflant.
- Penché et les bras ballants de chaque côté, tourner le corps d'un seul mouvement. Les mouvements de rotation empêchent la cage thoracique de se raidir.

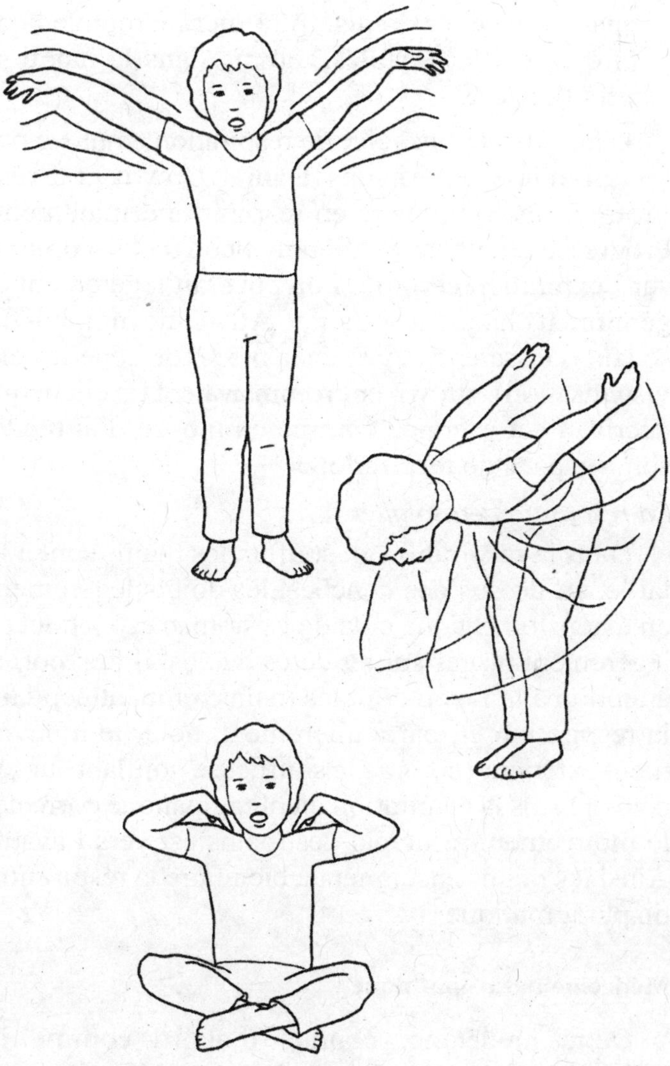

Fig. 7 Haleter

- Assis au sol, les jambes croisées, toucher les épaules avec les doigts. Imprimer un mouvement circulaire aux épaules comme dans la natation vers l'arrière.

Dans un autre exercice de respiration employé par les pionniers américains Daniel Brown et Erika Fromm, on commence en respirant normalement. Progressivement et régulièrement on met l'emphase sur l'expiration comme si on poussait légèrement et gentiment chaque respiration. Au même moment on se voit poussant les murs de la pièce (on appelle cela visualisation). Brown et Fromm avaient un client qui décrivait cet exercice comme un moyen d'agrandir son « espace de respiration ».

La respiration en soufflet

Dans la respiration en soufflet les mains sont à la taille, au-dessus des hanches, les doigts légèrement en extension chaque côté de l'estomac et les pouces légèrement placés sur les côtés du dos. Il faut porter attention à la façon dont les mains remuent pendant la respiration et, particulièrement, noter le mouvement extérieur (comme le soufflet se gonflant sur les côtés). Dans la respiration diaphragmatique correcte, le mouvement principal des mains est vers l'avant. Ainsi les mains enseignent à bien faire la respiration diaphragmatique.

Médecine naturopathique

Cette médecine, connue d'abord comme la guérison par la nature (et encore appelée ainsi par certains), est basée sur la capacité du corps de se réparer lui-même. Chez une personne normale et en santé, les coupures et blessures guérissent, les os fracturés se soudent, les germes sont exterminés automatiquement par les propres mécanismes du corps. Alors les traitements tendent d'abord à purifier le système de ses poisons ou toxines qui entravent et minent le processus naturel, puis ensuite à rebâtir le niveau de santé générale du patient.

Les naturopathes croient que l'asthme est une maladie de la personne entière, pas seulement un désordre du système respiratoire. Comme pour d'autres problèmes tels la migraine et l'eczéma, quelles que soient les causes, la plupart des naturopathes croient que le problème fondamental tient dans un déséquilibre du système digestif.

Le naturopathe britannique Harry Benjamin, auteur de *Everybody's Guide to Nature Cure*, croyait que c'était la cause principale de la maladie : « L'estomac, les bronches et les conduits vers les bronches sont reliés par le nerf pneumogastrique et, par réflexe, les problèmes digestifs peuvent affecter les bronches et les conduits bronchiaux en restreignant le passage de l'air et ainsi provoquer une crise d'asthme.

Évidemment une situation catarrhale des conduits des bronches risquera de déclencher une crise d'asthme, et une grande nervosité et une fatigue de l'organisme mèneront au même résultat. »

Selon Benjamin, « un nettoyage interne complet du système et la reconstruction de la tonicité de l'organisme entier peuvent guérir le spectre de l'asthme... complètement dans certains cas, en autant que d'autres complications graves n'arrivent pas en même temps. » Le traitement de Benjamin comprend un court jeûne, une friction quotidienne avec une éponge sèche, des exercices de respiration chaque soir, des lavements à l'eau chaude, une diète de fruits et de légumes frais, des bains chauds aux sels d'Epsom deux fois la semaine, et beaucoup d'exercice en plein air.

Les naturopathes modernes, surtout à l'extérieur du Royaume-Uni, intègrent d'autres thérapies, comprenant l'acupuncture, l'homéopathie, l'herborisme, la manipulation, le massage et les suppléments nutritionnels, pour lesquelles les puristes de la guérison par la nature froncent les sourcils. L'hydrothérapie est une cure pour laquelle tous sont d'accord et qui donne des résultats dans plusieurs situations, y compris l'asthme.

Hydrothérapie

L'hydrothérapie, signifiant simplement thérapie par l'eau, est un des systèmes de guérison les plus vieux qui soient. Dans presque toutes les cultures sur terre on trouve des formes variées d'hydrothérapie : bains de vapeur, saunas, jets d'eau froide, bain dans l'eau salée. La natation est devenue populaire après avoir d'abord servi de thérapie. Les bains de santé, qui ne se retrouvent plus beaucoup en Grande-Bretagne, étaient jadis partout où se trouvaient de l'eau chaude naturelle ou des sources thermales, que l'on trouve encore en Europe.

Depuis longtemps on admet que l'asthme bénéficie de certaines formes d'hydrothérapie. En Europe, les asthmatiques se font prescrire régulièrement par leurs médecins des bains de sources thermales. En France, il est commun de voir en été des files d'enfants asthmatiques aux bains du Mont-Dore en Auvergne. (L'information sur les sources thermales en France peut être obtenue sur le site www.info-massage.com)

À la maison chacun peut essayer un simple bain de détente dont l'eau est maintenue à environ 32-34°C pendant 40 à 60 minutes. Un bain d'Epsom avec environ 1,5 livre (700g) de sels d'Epsom commerciaux mis dans un bain normal est aussi bénéfique mais non recommandé pour les cardiaques ou pour quelqu'un qui jeûne.

La vapeur est une autre façon efficace de libérer le mucus des voies respiratoires du nez, de la gorge et de la poitrine. La chaleur humide donne le meilleur rendement. La bouilloire devrait être pleine aux trois quarts et un courant constant de vapeur maintenu.

Thérapies par la nutrition et par la diète

Ces deux thérapies sont étroitement reliées à la naturopathie moderne et un nombre croissant de thérapeutes se spécialisent dans les deux. La thérapie par la nutrition se concentre surtout sur la prescripton de suppléments alimentaires alors que les thérapeutes de la diète conseillent à propos de diètes particulières. La pertinence des deux thérapies en relation avec l'asthme est bien établie.

La recherche en Écosse à l'école de médecine de l'Université d'Aberdeen a récemment prouvé que la cause de l'épidémie d'asthme est l'absence de fruits et de légumes dans l'alimentation. La théorie étant que la résistance des gens aux maladies d'origine allergique est moindre à cause d'une absence de nutriments antioxydants. Ces derniers retardent le vieillissement et stimulent le système de défense naturelle du corps contre la maladie. Les principaux antioxydants sont les vitamines A (bêta-carotène), C, E et les minéraux zinc, sélénium, manganèse. Les chercheurs découvrirent que la réduction dans la consommation de fruits frais et de légumes en Grande-Bretagne entre 1961 et 1985 coïncida avec une augmentation équivalente du nombre d'asthmatiques.

Même si cette constatation n'explique pas l'augmentation de l'asthme dans les autres pays, où les gens mangent beaucoup plus de fruits frais et de légumes qu'en Angleterre, elle illustre l'importance de la nutrition pour la santé.

Parmi les diètes réputées excellentes pour l'asthme il y a :

- *La diète Bircher-Benner pour les allergies* Le médecin suisse Bircher-Benner, inventeur du *muesli*, recommandait des diètes qui nettoient le corps des toxines et amènent un fonctionnement sain de tous les organes corporels. Ses diètes furent mises au point avant que nous en sachions beaucoup sur les allergies alimentaires, mais une diète pour les allergies, créée par sa fille Ruth Bircher-Benner, était uniquement composée de plantes. Elle recommandait aussi des suppléments pour compenser les déficiences en vitamines dans une diète sans viande. Ses recettes consistaient en muesli (pour le petit déjeuner et parfois le souper), beaucoup de fruits et de légumes crus, des noix, de la tisane, du jus de pommes et des mets végétariens pour des repas cuits.
- *Diète d'aliments crus* Beaucoup de nutriments (vitamines et minéraux) des aliments sont perdus dans la cuisson. Les aliments crus sont plus nutritifs et contiennent plus de fibres. Dans la cuisson on perd surtout les vitamines A et C, ce qui peut

être compensé si on utilise l'eau de cuisson pour les potages et les sauces. La perte de magnésium et de fer dans la cuisson des légumes peut amener des problèmes de santé, bien que des suppléments, encore, peuvent compenser ces pertes assez facilement. Le plus grand gaspillage se trouve dans les sels minéraux. Cela peut aller de 10 à 60 pour cent des contenus. Les légumes crus, comme les carottes, les betteraves, le panais peuvent être râpés et mêlés pour faire de savoureuses salades.

- *Diètes végétariennes et végétaliennes* Il n'y a rien de nouveau à propos de ces deux diètes. Le végétarisme est aussi vieux que la civilisation et dans plusieurs parties du monde, l'absence de viande est un fait de la vie. En Chine les écrits taoïstes indiquent qu'une diète sans viande est essentielle à une âme en santé et, en Inde, ni les bouddhistes ni les hindous ne mangent de viande. Aujourd'hui en Occident autant de gens deviennent végétariens pour des raisons de santé que pour le principe. Une diète végétarienne est une des plus saines et des plus sécuritaires pour amener progressivement le petit enfant à manger des aliments solides.

Le végétalisme est une forme plus stricte du végétarisme. Les aliments sont des plantes seulement. Comme la diète de Bircher-Benner, la diète végétalienne rejette toute viande, poisson, oeufs et produits laitiers. Les végétaliens mangent habituellement beaucoup d'aliments crus comme les fruits, les noix et les légumes. Dans ces diètes il manque parfois des acides aminés essentiels et du zinc, mais le végétalisme est approprié à l'asthmatique. Mais si les personnes atteintes décident de suivre cette diète, d'autres sources d'allergies alimentaires doivent être rigoureusement éliminées, comme l'eau traitée du robinet. Il faut boire seulement de l'eau de source (minérale) et couper le café, le thé, le chocolat, le sucre, le sel (les tisanes sont permises). La majorité des légumes peuvent être mangés sans restriction, mais en évitant trop de pommes de terre. Les fruits sont permis, mais pas les pommes ou les fruits citrins (oranges, pamplemousses). L'avantage de cette diète est dans l'élimination des principaux allergènes alimentaires et dans la modification de la chimie des acides gras.

Pourquoi le gras animal est mauvais pour les asthmatiques

La production de *leucotriènes* qui contribuent aux réactions allergiques que l'on trouve parfois dans l'asthme, y compris l'inflammation des voies respiratoires, vient de l'acide arachidonique, un acide gras qui se trouve seulement dans les produits animaux. *Les leucotriènes sont mille fois plus forts que les histamines*.

Les spécialistes de l'asthme désapprouvent une diète végétalienne et vont même jusqu'à dire qu'elle peut être dangereuse. Mais selon la Vegan Society de Grande-Bretagne, il y a rarement de problèmes de santé chez les enfants pouvant être reliés directement à cette diète; une étude faite en Suède sur les effets de la diète végétalienne exclusive sur 24 enfants asthmatiques a trouvé une amélioration chez la plupart des enfants après un an.

Résumé

Les thérapies physiques décrites dans ce chapitre peuvent contribuer et même réussir par elles-mêmes à soulager et probablement à guérir l'asthme. Mais elles se concentrent surtout sur le corps. Elles ont un certain impact sur notre état mental et émotif, mais ce n'est pas leur but. Dans le cas de certains asthmatiques, les problèmes émotionnels, comme le stress, sont un puissant déclencheur que les thérapies uniquement physiques ne peuvent aider. Dans un tel cas, les personnes souffrantes trouveront que les approches présentées dans le chapitre suivant sont plus bénéfiques.

Effet de la tension	**Fonctions esprit/corps**	**Effet de la détente**
haute	Rythme cardiaque	basse
basse	Système nerveux parasympathique	haute
haute	Circulation sanguine vers les muscles	basse
basse	Circulation sanguine vers la peau	haute
basse	Circulation sanguine vers les organes	haute
haute	Utilisation d'oxygène	basse
haute	Production de cortisone	basse
basse	Réserves d'aliments et d'énergie	haute
haute	Pression sanguine	basse
haute	Tension musculaire	basse
haute	Activité mentale (bavardage)	basse

RÉSULTAT
Action

RÉSULTAT
Fonction adéquate des organes

1. Il s'agit de changements généraux. Ils peuvent être propres à un organe ou un système.
2. Une tension prolongée cause des changements permanents et peut mener à la maladie.
3. Les mécanismes immunitaires et les anticorps peuvent aussi être affectés par la tension à cause de l'augmentation de la production de cortisone.

LES DEUX CÔTÉS DU CERVEAU

Hémisphère gauche
Analyse, sens du temps, langage, logique, mathématiques, organisation

Hémisphère droit
Synthèse, gestalt, musique, images, figures, cartes géographiques, labyrinthes, image corporelle

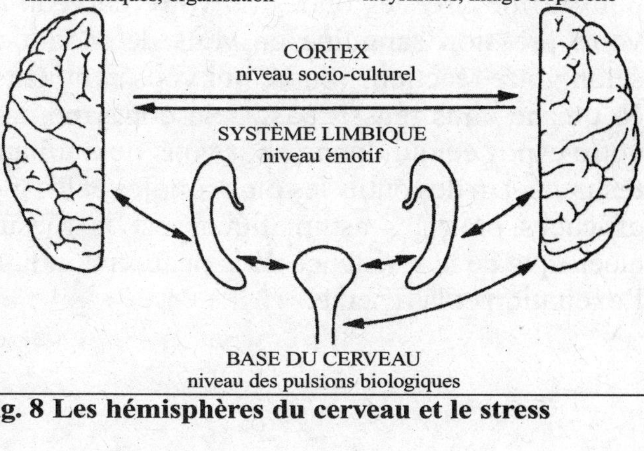

Fig. 8 Les hémisphères du cerveau et le stress

poumons et les voies respiratoires roses de santé et pleins de tout l'air propre et tiède nécessaire.

- Les ***cassettes et rubans vidéo de détente*** ne sont pas à négliger dans un marché florissant d'aides mécaniques à la détente. Vous pouvez les écouter et les visionner à la maison bien entendu, mais certains centres de santé les offrent comme faisant partie de leur programme de relaxation, durant le flottage (flotter dans un bain fermé rempli de sels d'Epsom) ou la détente (étendu dans une unité spéciale où seule votre tête émerge, comme un bain turc personnel, de façon à ce que des températures différentes soient appliquées à votre tête et à votre corps : ceci incite votre esprit à détendre votre corps !). La British Holistic Medical Association publie des audio-cassettes pour la détente dans sa collection *Tapes for Health*.
- La ***biorétroaction*** est une méthode servant à vous enseigner vous-même la détente (et par le fait même la méditation) en jaugeant vos réactions à l'aide d'un équipement spécial. Par exemple, vous pouvez mesurer les ondes de votre cerveau ou votre pression sanguine en vous détendant et, selon votre réaction, voir ce qui vous convient et ce qui ne vous réussit pas. Cela confirme dans votre esprit ce qui donne pour vous de meilleurs résultats. Un des outils les plus simples et les plus efficaces pour les asthmatiques est la mesure électrique de la résistance de la peau, qui indique l'excitation et la détente.

Biorétroaction et asthme

Une étude classique de l'effet de la biorétroaction chez les asthmatiques fut entreprise il y a 20 ans dans un camp d'été à Charleston, Virginie de l'Ouest, où 22 enfants asthmatiques firent des exercices de détente musculaire profonde par l'utilisation de la biorétroaction. Comparés à un groupe qui n'avait pas reçu de thérapie, les enfants asthmatiques ayant fait de la détente par biorétroaction s'améliorèrent considérablement, comme le prouvèrent l'amélioration du comportement, les taux de crise, la diminution du nombre de visites à l'hôpital et de l'utilisation des médicaments à base de stéroïdes. Depuis ce temps il y a eu de nombreuses études sur le succès de la biorétroaction dans la réduction du stress.

Résumé

Ce n'est pas toujours facile, ni même possible, de savoir à l'avance laquelle des nombreuses thérapies mentales et émotionnelles est la meilleure dans un cas particulier. Une différence importante entre les diverses approches peut, cependant, vous donner quelques idées.

Les thérapies fondées sur les philosophies orientales sont presque à l'opposé des thérapies modernes occidentales : elles essaient de faire prendre conscience aux gens qu'ils peuvent trouver leur vrai moi. Le but des thérapies de style oriental est l'éclaircissement, qui produit un état de conscience totale et de non-attachement. Le bouddhisme et spécialement le bouddhisme zen enseigne cette approche par des exercices variés qui comprennent habituellement la méditation, telle que la méditation en mouvement, appelée *zahzen*. Ces thérapies ont beaucoup à offrir à l'asthmatique, physiquement ou émotionnellement.

Cette différence entre les approches peut vous laisser confus sur ce qui vous conviendrait et donnerait des résultats. Au lieu d'essayer au hasard et de piger à droite et à gauche, une solution pourrait être le traitement multidimensionnel. Les thérapeutes américains Dr Daniel Brown et Dr Erika Fromm ont étudié les aspects « esprit et corps » de l'asthme et préfèrent la voie multidisciplinaire dans laquelle les approches physiques et émotionnelles, conventionnelles et naturelles sont employées ensemble.

Avant d'établir un programme de traitement, il faut évaluer soigneusement le patient, connaître entre autres les agents déclencheurs, mesurer le fonctionnement pulmonaire et les limites de l'activité des bronches, évaluer les aspects émotionnels, comme l'impact de l'asthme sur le comportement du patient, comment les crises modifient son image de lui-même ou d'elle-même et comment les parents et les proches du patient réagissent à ses crises.

Le traitement préconisé par Brown et Fromm comprend des exercices de détente et de respiration incorporés dans une technique particulière qu'ils ont mise au point et nommée l'« apprentissage viscéral ». Ceci aide le patient à apprendre la dilatation des voies bronchiques et, si l'exercice est fait régulièrement, à stabiliser l'activité bronchiale.

Les exercices consistent en une respiration en soufflet et haletante (voir pages 106-108) combinée à de la visualisation. Brown et Fromm demandent au patient de s'imaginer assis dans une chaise confortable devant des murs en expansion ou élastiques.

Pendant l'expiration, le patient s'imagine poussant les murs avec la force de son souffle. Il est aidé par la lecture d'une mesure pour juger de son progrès. Ceci est comme une biorétroaction, elle aide le patient à évaluer son fonctionnement de jour en jour, pour renforcer les techniques de respiration réussies.

CHAPITRE 9

Traiter votre « corps subtil »

Comment les thérapies énergétiques peuvent aider l'asthme

Les thérapies du « corps subtil » ou « énergétiques » dépendent, pour leur réussite, des champs d'énergie invisibles qui circulent dans et autour du corps. À ce jour personne n'a été capable de mesurer ces champs bien que les praticiens de ces thérapies, leurs patients et certains chercheurs — comme ceux du prestigieux Institut du magnétisme terrestre de l'Académie des sciences de Russie — soient convaincus qu'ils existent parce que leurs effets sont observables, particulièrement dans le cas des thérapies comme l'homéopathie et l'acupuncture.

Dans ce domaine, les thérapies réputées utiles pour l'asthme sont :

- acupuncture
- acupression
- guérison et toucher thérapeutique
- homéopathie
- réflexologie
- shiatsu
- technique métamorphique
- thérapie Vacuflex.

Acupuncture

L'acupuncture vient de la Chine où elle fut découverte il y a des milliers d'années, apparemment lorsque des soldats, blessés par flèches, guérissaient mystérieusement de maladies dont ils souffraient depuis des années. Les Chinois commencèrent à copier ces effets en employant des aiguilles (faites d'abord de pierres, appelées perçeurs en pierre) plutôt que des flèches. De ces débuts primitifs, l'acupuncture est devenue un art délicat et très précis dans lequel les aiguilles sont utilisées sur des points d'acupuncture définis : il y en a plus de 800, le long de 12 lignes d'énergie vitale (*chi*) appelées méridiens.

Selon les Chinois, les courants d'énergie sont déséquilibrés lors de maladies. L'acupuncteur détecte cet état en prenant le pouls de l'artère radiale du poignet. Le pouls émet des tensions variées : dure, pleine, tranquille, basse, haute, que l'acupuncteur réputé peut reconnaître. Les différents points d'acupuncture sont reliés aux différentes parties du corps et sont associés à différents états physiques. Lorsque les points cherchés sont localisés, les aiguilles sont insérées à différentes profondeurs, soit pour stimuler l'énergie (augmenter le *yang* ou énergie positive) ou pour la diminuer (augmenter le *yin*, énergie négative).

L'acupuncture traditionnelle est holistique, traitant ou équilibrant l'harmonie énergétique de la personne plutôt que les symptômes de la maladie, ce qui exige de traiter chaque patient différemment. La position des points, bénéfique à une personne donnée, variera d'un patient à l'autre et pourra même changer avec le temps. Ceci rend la recherche difficile mais malgré tout l'acupuncture est efficace dans le contrôle des crises d'asthme et de ses symptômes.

Dans une étude, 19 enfants dont l'asthme était provoqué par l'exercice (contrôlé par des bronchodilatateurs oraux et en aérosol) furent traités en des points d'acupuncture réels et faux; dans le groupe recevant l'acupuncture véritable, on nota une amélioration des symptômes et des fonctions pulmonaires, mais ceux qui reçurent la fausse acupuncture ne s'améliorèrent pas.

Acupression

L'acupression est une autre technique orientale et l'on se demande laquelle fit son apparition en premier : l'acupression ou l'acupuncture. Les principes des deux sont identiques, alors que l'acupuncture emploie des aiguilles, l'acupression se fait avec les doigts, les pouces et parfois les coudes et les genoux, pour stimuler les points d'énergie du corps. Diverses variantes de la technique comprennent le *Do-In*, le *Jin Shen*, le *Jin Shin*, le *Jin Shen Do* et le *Shen Tao*, mais la plus connue est le *Shiatsu*.

- ***Shiatsu*** signifie « pression des doigts » au Japon où la thérapie fit son apparition, croit-on. Comme son nom le dit c'est une forme de thérapie par massage dans laquelle on applique une pression sur divers points et endroits du corps. La plupart des points sont les mêmes que ceux de l'acupuncture et la technique est souvent décrite comme un massage d'acupuncture. Ces deux arts partagent la même philosophie de la médecine, leur but étant de stimuler le flot d'énergie (appelé *ki* en japonais).

Au Japon le shiatsu est pratiqué couramment à la maison par les membres de la famille, les uns sur les autres, pour soulager les douleurs et les malaises, pour redonner de l'énergie à celui qui est fatigué. C'est suffisamment simple pour être pratiqué à la maison, bien que certaines personnes préfèrent voir un spécialiste formé à cette technique. La pièce où a lieu le massage est calme et simple, sans distractions. Les vêtements doivent être portés amples et faits de fibres naturelles. La personne donnant le massage sera très calme et très à l'écoute des besoins de la personne traitée. C'est un massage de détente, bénéfique aux asthmatiques.

Guérison

La guérison, mieux connue par plusieurs comme guérison par la foi ou guérison spirituelle, est probablement la plus simple, la plus sûre et la plus naturelle de toutes les méthodes de guérison, parce qu'elle n'implique rien de plus pour fonctionner que le toucher, ou parfois seulement les pensées du guérisseur. Cela ne veut pas dire que la pratique de la guérison consiste simplement à mettre les mains sur quelqu'un et d'attendre que les choses arrivent. Les guérisseurs proclament que cette pratique est une expérience profonde, personnelle et spirituelle, autant pour le guérisseur que pour la personne traitée. Le travail se fait simultanément aux niveaux physique, mental et émotif et il en résulte souvent une grande puissance et signification, à la fois pour le guérisseur et pour le patient.

Curieusement, il y a en ce moment plus de recherche sur les effets thérapeutiques de la guérison par les mains que pour toute autre forme de thérapie naturelle, et cette recherche continue. Les pouvoirs que certains guérisseurs semblent avoir de soulager la douleur et de guérir les maladies, même à distance, acquièrent leur propre définition scientifique. On l'appelle maintenant « médecine de non-localité » (venant du terme « non-localité » dans la physique quantique pour illustrer le pouvoir des couples de particules subatomiques appelées photons de s'influencer l'un l'autre à distance).

- Le ***toucher thérapeutique*** ou TT est une version moderne de la guérison par imposition des mains. L'expression est utilisée dans des pays, particulièrement les États-Unis, où il est illégal de se proclamer guérisseur et d'annoncer que l'on guérit par des moyens surnaturels. De toute façon le TT est couramment utilisé par les infirmières dans les cliniques et les hôpitaux et repose sur la croyance du transfert physique de l'énergie vitale de la personne qui touche à la personne qui est touchée. En d'autres mots, là où il y a un toucher tendre et aimant, il y a la guérison.

  Nul mystère ici. Cette réalité existe tous les jours, là où les mères soignent leurs enfants malades. Le simple fait de toucher un enfant malade avec amour et dévouement aura des effets positifs, améliorant le moral et aidant à combattre la maladie. Mais le TT ne semble pas fonctionner seulement par la foi. Il y a de plus en plus de recherches prouvant que son effet est réel.

Le TT, comme toute autre technique de guérison par laquelle les pouvoirs du corps de s'auto-guérir sont augmentés, est disponible pour tous, y compris les asthmatiques. On a constaté qu'il peut soulager les symptômes, sinon les éliminer complètement, et peut contribuer à améliorer la qualité de vie d'une personne malade.

Homéopathie

L'homéopathie est un système médical développé il y a 200 ans par un médecin allemand, Samuel Hahnemann. Le principe est que la maladie se guérit par la maladie et l'homéopathie emploie des doses infinitésimales de substances variées, allant des plantes et minéraux aux coquilles de mer, selon la maladie à guérir. Le médicament est généralement pris sous forme de petites pilules.

Les homéopathes, un peu comme les praticiens chinois, voient les maladies comme des symptômes de quelque chose de plus profond, souvent d'origine émotionnelle; c'est pourquoi ils n'ont pas de remèdes standards pour l'asthme et il n'est pas recommandé aux asthmatiques de se soigner eux-mêmes. Un homéopathe sérieux insistera pour que chaque patient ait un remède ou une combinaison de remèdes choisis par lui, après une évaluation de la personne. Celle-ci signifie qu'il faut explorer en détail les antécédents de la personne, pour relever toutes les informations pertinentes.

Plusieurs médecins conventionnels n'acceptent pas les remèdes homéopathiques parce qu'ils ne contiennent pas d'ingrédients mesurables actifs dans la capsule. De toute façon l'homéopathie a la réputation de traiter plusieurs maladies, y compris l'asthme. Le plus impressionnant c'est son succès sur les animaux de ferme et les animaux domestiques, lesquels ne peuvent être soupçonnés d'agir pour faire plaisir ou parce qu'ils sont intimidés par le thérapeupe (ce qui est la cause des résultats chez les patients humains selon ce que les médecins croient souvent — l'effet placebo dont il fut question auparavant).

La loi de la guérison homéopathique

Les homéopathes suivent les principes suivants :

- Le corps possède son propre processus de réparation et c'est la responsabilité du praticien de stimuler ce processus par le moins de médication possible.
- Le patient doit toujours être traité comme un tout, en prenant tous les signaux et symptômes en considération.

Les processus réparateurs du corps comprennent ce qui est décrit comme étant des symptômes aigus. En médecine homéopathique cela signifie qu'ils reviennent s'ils ont été supprimés auparavant. Selon la loi de la guérison de Hering, toutes les guérisons viennent du dedans vers le dehors, de la tête en descendant et dans l'ordre inverse de l'apparition des symptômes dans le corps. Ceci signifie, à la grande crainte de certains patients, que les symptômes peuvent parfois s'intensifier avant de s'améliorer. Les symptômes les plus aigus et les plus superficiels seront les derniers à disparaître s'ils furent les premiers à apparaître.

Les remèdes homéopathiques ont contribué à guérir ou soulager des problèmes pulmonaires, mais certains homéopathes insistent pour ne pas mêler l'homéopathie à d'autres techniques et avancent que des résultats apparaîtront seulement si les médicaments pharmaceutiques, en particulier, sont abandonnés. Maintenant plusieurs homéopathes réputés préviennent les asthmatiques de ne pas couper leurs médicaments avant d'être complètement mieux et, alors, seulement avec le consentement de leur médecin de famille ou le consultant à l'hôpital. Ils disent que les remèdes homéopathiques sont compatibles avec des médicaments comme *Intal* et *Ventolin*, et qu'une combinaison des deux genres de médication permet une réduction graduelle de la médication conventionnelle. C'est la pratique adoptée à la clinique externe des enfants du Royal London Homoeopathic Hospital.

Le remède à la pollution de l'air de Londres

Les asthmatiques souffrent souvent à cause de leur environnement de travail. Les polluants intérieurs comme la fumée de tabac, les microorganismes dans les bureaux à air climatisé, les tours de refroidissement, les vieux livres et le papier moisi, la fibre de verre employée dans les matériaux d'isolation, les vapeurs de peinture et autres produits peuvent tous déclencher une crise d'asthme (voir Chapitre 2). Mais l'homéopathie se fait forte de neutraliser efficacement la sensibilité des gens à plusieurs de ces substances. Les homéopathes britanniques ont même produit un remède contre la pollution de l'air de Londres qui, selon eux, a aidé plusieurs asthmatiques, victimes de la pollution de la capitale britannique.

Réflexologie

La réflexologie est la science du traitement des problèmes de santé par le massage des zones réflexes des pieds correspondant et reliées aux différentes parties du corps. Elle a des rapports avec l'acupuncture et l'acupression (voir page 131). On l'appelle parfois thérapie de la zone réflexe ou simplement thérapie de la zone, bien que les thérapeutes de la zone disent que les deux sont différentes. En appliquant une pression sur les principaux points de réflexe des pieds, avec le doigt ou le pouce, la partie du corps affectée sera stimulée. Comme dans l'acupuncture et l'acupression, cette stimulation doit promouvoir l'équilibre naturel du corps ou le mécanisme d'autoguérison.

On peut expliquer le travail de la réflexologie par la compression de la peau et des tissus qui stimule les nerfs spéciaux, appelés récepteurs sensoriels, situés juste sous la surface de la peau. Cette stimulation envoie son message par les nerfs à l'épine dorsale, d'où il est acheminé dans le système nerveux central pour produire les différents effets en rapport avec les parties du corps.

L'origine de la réflexologie est incertaine, mais on pense qu'elle provient de Chine. Une théorie veut qu'elle serait en Chine issue de l'acupression. Les thérapeutes croient que la pression appliquée sur les points réflexes des pieds, en relation avec le plexus solaire, aiderait les poumons en détendant le diaphragme et, ainsi, permettrait aux poumons de s'élargir plus complètement pour augmenter leur absorption d'oxygène.

Aujourd'hui la réflexologie est pratiquée avec beaucoup de succès en Occident, surtout au Danemark où elle est la thérapie la plus pratiquée, devançant l'acupuncture et l'homéopathie. Beaucoup d'infirmières sont formées en réflexologie (comme elles le sont en Grande-Bretagne, mais pas autant qu'au Danemark). Le succès de la réflexologie pratiquée par des réflexologistes formés, dans des compagnies privées et publiques, a contribué à la réduction de l'absentéisme, ce qui a amené le gouvernement danois à financer un vaste programme de recherches dans lequel un certain nombre d'hôpitaux et de médecins sont impliqués.

Les variations principales employées sont la technique métamorphique et la thérapie Vacuflex :

- ***La technique métamorphique*** Elle est relativement récente et voit des points sur les pieds relatifs à des influences émotives qui affectent la personne avant sa naissance et qui peuvent mener à la maladie plus tard, comme l'asthme. Une pression sur ces points devrait effacer les traumatismes accumulés par ces influences et guérir les maladies elles-mêmes.
- ***Thérapie Vacuflex*** C'est la version moderne haute technologie de la réflexologie. La pression est appliquée sur tous les points des pieds à la fois par des bottes de feutre spéciales, desquelles l'air est retiré pour créer un vacuum. Les marques laissées sur les pieds doivent indiquer les points du corps qui nécessitent un traitement supplémentaire au moyen de la succion. Ceci est semblable à la technique des ventouses, beaucoup utilisée en médecine chinoise. La valeur accordée à la succion est son efficacité et sa rapidité plus

grandes que la réflexologie traditionnelle, car elle couvre tous les réflexes. Les praticiens montrent des histoires de cas où cette technique fut bénéfique à la fois pour l'asthme et pour les allergies, mais il n'y a pas encore de recherche scientifique pour corroborer ces dires.

Résumé

En traitant tous les niveaux de la maladie, mental, émotif, physique, les thérapies d'énergie douce semblent toutes indiquées pour répondre aux besoins des asthmatiques et il vaut la peine de les essayer. Presque toutes les thérapies naturelles donnent des résultats à long terme; il y a peu de résultats rapides comme la médecine traditionnelle essaie d'offrir, alors ne vous attendez pas à des miracles. La patience et des efforts personnels sont exigés pour obtenir un résultat complet, mais si vous y êtes préparé, vous devriez en retirer des bénéfices.

Il semble évident que les thérapies énumérées dans ces pages aideront de nombreux cas, bien que, comme on l'a mentionné, trouver et choisir le bon thérapeute soit important. Dans le chapitre final nous verrons les différentes façons d'y arriver.

CHAPITRE 10

Comment trouver et choisir un thérapeute naturiste

Trucs et lignes de conduite afin de trouver de l'aide fiable

Malheureusement il n'est pas aussi facile qu'on le voudrait de trouver un thérapeute adéquat. Même si la médecine naturelle est en hausse et que tout le monde semble s'en prévaloir, les différences et la compétition entre les groupes, le double emploi au sein des thérapies ont rendu la recherche difficile dans la plupart des pays où la popularité de ces thérapies est grande. Le but principal de cette collection est de vous aider à trouver la thérapie douce adéquate pour votre état, mais trouver le bon praticien ou thérapeute est d'une certaine façon la tâche la plus ardue.

La meilleure solution repose presque toujours sur une recommandation personnelle et ceci vaut autant pour les médecins que pour les praticiens non médicaux. Choisissez quelqu'un recommandé par un ami ou une personne en qui vous avez confiance. C'est la règle la plus sûre. Mais si vous ne pouvez obtenir de recommandation, que faire ? Il y a plusieurs possibilités :

- Allez à la clinique de votre médecin ou au centre de santé et demandez-leur conseil. Cela pourra prendre du courage et vous ne recevrez peut-être pas une réponse chaleureuse. Mais l'essai en vaut la peine et vous pourriez avoir une surprise agréable. Il se pourrait qu'on vous recommande la personne dont vous avez besoin, soit à la clinique même ou un thérapeute de l'extérieur à qui on réfère les clients de la clinique (ce qui veut dire peut-être, dans les pays bénéficiant d'un service de santé public, un traitement gratuit).

- Le centre de santé le plus proche pourrait vous aider, ou même un praticien en santé naturelle qui n'est pas celui que vous recherchez, mais qui pourrait vous orienter vers la bonne personne. Ce n'est peut-être pas aussi bon qu'une recommandation personnelle, mais les thérapeutes se spécialisant en thérapie naturelle connaissent les autres travailleurs dans leur domaine et, ce qui est plus important, ceux qui sont compétents. Vous pourrez trouver les noms de centres ou de praticiens par l'entremise des magasins d'aliments naturels, les pages jaunes de l'annuaire téléphonique, les annonces dans les quotidiens, magazines, journaux de quartiers, centres d'information et bibliothèques. Si vous possédez un ordinateur doté d'un modem, cherchez sur le réseau. Un très bon endroit où aller vérifier est le centre de santé naturelle de votre région où des praticiens de domaines différents y ont leurs bureaux. Les centres les mieux organisés offrent aux patients, qui font appel à eux, une consultation dans laquelle leur cas sera examiné par un groupe de praticiens qui suggérera un traitement et le ou les thérapeutes recommandés. Cette façon de faire n'étant pas encore très répandue, il sera peut-être difficile de trouver une clinique semblable.

- À défaut d'avoir une recommandation personnelle ou la disponibilité d'un groupe de praticiens avancés, la prochaine étape est d'entrer en communication avec un organisme national représentant des thérapies et demander sa liste d'organisations enregistrées ou de praticiens. Il peut exiger des frais d'envoi et de poste et aussi vous demander de spécifier quelle liste de membres vous désirez, puisque chaque thérapie n'est pas nécessairement représentée par un organisme dans certains pays. Si vous en avez les moyens, demandez toutes les listes.

Dix moyens de trouver un thérapeute

- le bouche à oreille (en général la meilleure méthode)
- votre centre local de médecine familiale
- votre centre local de médecine naturelle
- votre magasin local d'aliments naturels
- les centres de traitement de beauté et de santé
- les groupes d'entraide de malades
- les organismes nationaux de thérapies (voir pages suivantes)
- les réseaux informatiques (vous avez besoin d'un modem)
- les bibliothèques publiques et les centres d'information
- les pages jaunes locales, les journaux et les magazines.

Vérifier les organismes professionnels

Quand vous avez trouvé un thérapeute, il est prudent de vérifier ses antécédents professionnels. Cela devient presque essentiel si vous avez pris un nom à partir d'une liste, plutôt que de suivre la recommandation d'un ami. Même si un thérapeute fait partie d'un organisme, ce n'est pas une garantie. Certaines organisations ne font pas de vérifications de leurs membres et se contentent de recueillir leur cotisation annuelle.

La première chose à faire est de vérifier le statut des associations ou des organisations professionnelles dont vous avez les noms. Une association sérieuse publiera l'information, clairement et simplement, dans le même document que la liste de ses membres. Peu le font, semble-t-il, et vous devrez téléphoner ou leur écrire pour recevoir cette information. Voici les questions à poser, pour lesquelles vous devrez avoir des réponses :

- Quand l'association fut-elle fondée ? (Des groupes se forment chaque jour et vous pourrez trouver utile de savoir si elle a 50 ans ou fut fondée récemment.)
- Combien de membres possède-t-elle ? (Le nombre vous donnera une bonne idée de son acceptation par le public et de ses buts véritables.)
- Est-ce un organisme de charité ou d'éducation, légalement constitué, avec un conseil élu et des comptes publics. Ou est-ce une compagnie privée limitée ? (Les compagnies privées peuvent servir d'abord leurs propres intérêts et être secrètes.)
- Fait-elle partie d'un plus grand réseau d'organisations professionnelles ? (Les groupes qui font

bande à part sont moins fiables que ceux qui s'itègrent à un réseau.)

- L'association a-t-elle un code de déontologie, un mécanisme d'enregistrement des plaintes et des procédures disciplinaires ? Si oui, que sont-ils ?
- L'association est-elle reliée à une école ou un collège particuliers ? (Si elle l'est, elle n'est peut-être pas libre d'évaluer ses membres; la direction de l'association peut être la même que celle du collège.)
- Quels sont les critères d'admission des membres ? (Si c'est d'être diplômé d'une école ou d'un collège en particulier, le même problème que ci-dessus se pose.)
- Les membres sont-ils couverts par une assurance d'indemnisation professionnelle en cas d'accident ou d'erreur de pratique ?

Vérifier la formation et les compétences

Ensuite vous voudrez vous rassurer sur la formation et la compétence du thérapeute. Une liste bien faite décrira les exigences requises et donnera la signification des lettres qui suivent le nom des personnes. Encore une fois, peu semblent le faire. Il vous faudra téléphoner ou écrire pour vous en informer. Les questions à poser sont les suivantes :

- Quelle est la longueur de la formation ?
- Est-ce à plein temps ou à temps partiel ?
- Est-ce qu'elle comprend la visite supervisée de patients ?
- Est-ce que les exigences requises sont reconnues ?
- Si oui, par qui ?

L'opinion de l'Association médicale britannique

Le deuxième rapport sur la pratique de la médecine naturelle en Grande-Bretagne, longtemps attendu et publié en juin 1993 par l'Association médicale britannique, recommande que toute personne, médecin ou patient, cherchant les services de celui que l'on appelle un thérapeute non conventionnel, devrait poser les questions suivantes :

- Le thérapeute est-il enregistré chez une organisation professionnelle ?
- L'organisation professionnelle a-t-elle un registre public ?
  un code de pratique ?
  une procédure disciplinaire et des sanctions efficaces ?
  un mécanisme de dépôt des plaintes ?
- Quelles compétences possède le thérapeute ?
- Quelle formation fut requise pour acquérir les compétences ?
- Depuis combien de temps le thérapeute pratique-t-il ?
- Le thérapeute possède-t-il une assurance d'indemnisation professionnelle ?

Même si l'AMB aimerait voir les thérapies naturelles sanctionnées par la loi et qu'un seul organisme réglementaire chapeaute chaque thérapie, elle ne croit pas que toutes les thérapies aient besoin d'être reconnues par la loi. Pour la plupart d'entre elles l'adoption d'un code de déontologie, un cadre de formation et un enregistrement volontaire devraient suffire.

Complementary Medicine : New Approaches to Good Practice (Oxford University Press, 1993)

Faire un choix

Le choix final demande du bon sens, de l'intuition et d'essayer quelqu'un. Mais n'hésitez pas à vérifier si l'information qu'il vous donne correspond à celle fournie par l'association, ni à annuler un rendez-vous (en donnant au moins 24 heures d'avis si possible), ou à sortir du bureau si vous n'aimez pas le premier contact avec la personne, le lieu ou le traitement. Il est important en tout temps de poser des questions, autant qu'il est nécessaire, et de vous fier à votre intuition. N'oubliez pas : c'est votre corps et votre esprit !

Qu'en est-il de consulter un thérapeute naturiste ?

En un mot, c'est différent, mais aussi très naturel. Puisque la plupart des thérapeutes, même dans les pays possédant un système de santé étatique, travaillent à leur compte, il n'y a pas de style uniforme. Même s'ils partagent tous plus ou moins les mêmes croyances dans les principes énoncés au Chapitre 7, vous rencontrerez des individus très différents les uns des autres, représentant tous les niveaux de vie, du riche au pauvre, de la gauche à la droite politique. Vous trouverez autant de styles, de façons de penser, de comportements qu'il y a de modes vestimentaires, de l'élégante à la très simple (bien que pour des raisons d'image, plusieurs portent maintenant le sarrau blanc pour ressembler à un médecin !).

De la même façon, leur lieu de travail sera très différent, reflétant leur attitude envers le travail et le monde. Certains travailleront dans une clinique bien organisée ou un bureau à l'extérieur de leur maison, avec une réceptionniste, alors que d'autres vous recevront dans leur salon entourés d'objets domestiques et de plantes vertes. Rappelez-vous que l'image peut représenter le statut, mais elle ne garantit pas l'habileté. Vous trouverez autant de thérapeutes compétents travaillant à la maison que dans une clinique bien établie.

Il y a certaines caractéristiques, probablement les plus importantes, propres à tous les thérapeutes naturistes :

- Ils vous donneront beaucoup plus de temps que ce à quoi votre médecin de famille vous a habitué. Une première consultation durera rarement moins d'une heure, parfois plus. Ils vous demanderont beaucoup de choses sur vous-même afin de se former une opinion sur ce qui vous dérange et qui peut être la cause profonde de votre problème.
- Ils vous demanderont de payer leur temps et les remèdes qu'ils vous prescriront et qu'ils vendent souvent eux-mêmes. Mais beaucoup de thérapeutes offrent des tarifs réduits et renoncent même à leurs honoraires, dans le cas de gens qui ne peuvent vraiment payer ou dont le cas mérite qu'on s'y intéresse.

Précautions élémentaires

- Même si la majorité des praticiens reçoivent des honoraires, aucune personne honnête ne demandera d'être payée avant de donner le traitement, à moins qu'il faille faire des tests spéciaux ou donner des médicaments, mais même ceci est exceptionnel. Si on vous demande un paiement à l'avance demandez pourquoi et si vous n'aimez pas la raison, ne payez pas.

- Ne croyez pas quelqu'un qui vous garantit la guérison. Personne (pas même un médecin) peut faire cela.
- Méfiez-vous si le thérapeute veut vous faire abandonner les médicaments prescrits par votre médecin, parlez-en à ce dernier d'abord. Les thérapeutes sans formation médicale en savent peu sur les médicaments prescrits et en interrompre l'utilisation soudainement et sans préparation pourrait vous être dommageable.
- Si vous êtes une femme sentez-vous à l'aise de vous faire accompagner au cas où vous devez vous dévêtir, si cela peut vous réconforter. Aucun thérapeute honnête ne refusera cette demande et s'il le fait, rompez avec lui.

Que faire si les choses tournent mal

Il est très important de décider si votre thérapeute a fait tout ce qui était en son pouvoir pour améliorer votre situation, sans vous blesser ou vous faire du tort de quelque façon que ce soit.

L'incapacité de vous guérir n'est pas une faute (la vérité étant que votre thérapeute est probablement aussi déçu que vous) mais le manque de soins adéquats et l'absence de respect professionnel sont des fautes. Si ceci devait vous arriver et vous considérez que c'est le résultat d'un comportement incompétent ou immoral, vous devriez penser à faire ce qui suit :

- Si vous croyez que le thérapeute a fait de son mieux pour vous aider et qu'il a bien essayé, mais qu'il n'était pas à la hauteur, il serait aussi bien, pour la sécurité des futurs patients comme pour son bien, que vous discutiez du problème avec lui. Le thérapeute n'est peut-être pas conscient de ses failles et non seulement sera-t-il reconnaissant de votre honnêteté constructive, mais il pourra chercher à réparer et vous aider d'une autre façon. Mais la situation est peut-être suffisamment grave pour arrêter le tout ou pour chercher réparation. Si vous décidez d'agir, les démarches suivantes sont possibles :

- Dénoncez le thérapeute à son association professionnelle ou sa société si elle existe. (Ne vous attendez pas à ce que cette démarche produise de grands changements cependant. Parce que la médecine non conventionnelle appartient encore d'une certaine façon à une sous-culture anticonformiste — on l'a appelée la médecine folklorique des masses — il existe encore dans plusieurs pays une sorte de monde parallèle dans lequel tout va et où il y a peu de contrôles officiels. Ceci peut avoir ses avantages : les praticiens les meilleurs et les plus originaux peuvent expérimenter et changer d'orientation à volonté, d'une manière qu'ils ne seraient pas autorisés à faire s'ils étaient restreints par des règles comme le sont les médecins. Le revers de la médaille est que les recours sont quasi impossibles si le thérapeute ne se comporte pas comme vous croyez qu'il devrait le faire. Même s'il appartient à une association professionnelle — et en Grande-Bretagne du moins, aucun praticien non formé médicalement n'est obligé d'appartenir à une association — ces organisations ont peu ou aucun pouvoir sur un membre qui enfreint les règles. En Grande-Bretagne si l'association exclut un membre, celui-ci est libre de continuer à travailler légalement, en autant qu'il ne contrevienne à aucune loi civile ou criminelle.)

- Racontez à tous ceux que vous rencontrez l'expérience que vous avez vécue, surtout à la personne qui vous a recommandé le spécialiste et dites à ce dernier que vous allez le faire (assurez-vous de dire la vérité : répandre des mensonges délibérés portant atteinte à la réputation et au gagne-pain est une offense criminelle). Les praticiens qui acquièrent une mauvaise réputation sont rapidement hors circuit, avec raison, et à cause de cette pression ils doivent se comporter professionnellement et ils le savent. En fin de compte c'est votre seule garantie.
- Dans les pires situations, ce qui est toujours possible mais rare, vous pouvez faire appel aux lois civiles ou criminelles; vous pouvez poursuivre ou porter plainte pour assaut, soit par le biais d'un avocat ou en allant directement à la police. Par ailleurs les bureaux des droits des citoyens ou les organismes d'aide peuvent vous seconder.

Résumé

De fait, même si les accrocs sont possibles, faisant la manchette des journaux, on trouve peu de véritables escrocs ou charlatans dans les thérapies naturelles. Malgré le mythe, il y a peu d'argent à faire à moins que le thérapeute soit très en demande et si c'est le cas, c'est sûrement parce qu'il est compétent. Il y a autant de chances de trouver un mauvais praticien dans la médecine conventionnelle et parmi les soi-disant professionnels qualifiés, que parmi ceux qui travaillent tranquillement seuls, à la maison, sans véritable formation officielle.

Personne ne peut tout connaître et personne n'est spécialiste de tout, y compris le médecin; nul ne doit avoir 100 pour cent dans ses examens pour avoir le droit de pratiquer. La perfection est un idéal, non une réalité, et l'erreur est humaine.

C'est pour cette raison que la plus importante leçon à apprendre est le contrôle de votre propre santé, comme la série de volumes dont celui-ci fait partie veut vous le montrer. Avoir le contrôle veut dire prendre la responsabilité des choix que vous faites, car nous savons que ceci est le facteur le plus important d'un traitement réussi, que vous le fassiez vous-même ou que vous le receviez d'un thérapeute. Personne d'autre que vous ne peut choisir votre praticien et décider s'il est bon ou non, que ce soit un médecin conventionnel, un thérapeute naturiste, ou les deux. Vous saurez facilement et rapidement s'ils sont bons de la façon dont vous réagirez à eux et à leur thérapie et par l'amélioration ou non de votre santé.

Si vous n'êtes pas satisfait d'eux ou du progrès de votre état, c'est à vous de décider de rester ou de les quitter et de chercher jusqu'à ce que vous trouviez le thérapeute qui vous convienne. Ne vous désespérez pas si vous ne trouvez pas la bonne personne au premier essai et, par-dessus tout, ne perdez pas espoir. La personne adéquate pour vous se trouve quelque part et votre détermination à guérir vous donnera les ressources pour la trouver.

Par-dessus tout gardez à l'esprit que beaucoup de gens avant vous ont choisi cette route et ont été aidés au-delà de leurs rêves les plus optimistes, en plus d'avoir trouvé une personne à qui ils pouvaient faire confiance et qui se trouvait près d'eux pour les aider, ainsi que leur famille, dans des périodes de difficultés, et qui devint même un ami pour la vie.

Index

Qté	Titre	Prix (taxe incluse)		Total
		Canada	Europe	
	Vaincre les allergies	13,60 $	9,95 €	
	Vaincre l'arthrite et le rhumatisme	13,60 $	9,95 €	
	Vaincre la migraine	13,60 $	9,95 €	
	Vaincre l'intestin irritable	13,60 $	9,95 €	
	Vaincre le diabète	13,60 $	9,95 €	
	Vaincre la fatigue chronique	13,60 $	9,95 €	
	Vaincre l'infection urinaire	13,60 $	9,95 €	
	Vaincre l'asthme	13,60 $	9,95 €	
	Vaincre le psoriasis	13,60 $	9,95 €	
	Vaincre la candidose	13,60 $	9,95 €	
	Vaincre l'eczéma	13,60 $	9,95 €	
	Vaincre le mal de dos	13,60 $	9,95 €	
	Frais de livraison	3,50 $	5 €	
			Grand total	

Modalités de paiement et de livraison au verso

S.V.P. Envoyez-moi le(s) livre(s) mentionné(s) à la page précédente.

Je joins ______________ $ ou ______________ €

Faites parvenir votre chèque ou mandat-poste à :

Les Publications Modus Vivendi inc.
55, rue Jean-Talon Ouest, 2e étage
Montréal (Québec) H2R 2W8
Canada

Nom ____

Adresse ________________________________ App. ________

Ville ________________ Pays ______________ Code postal ________

No. de téléphone ________________________________

☐ Visa ☐ Mastercard ☐ Amex Date d'expiration : |__|__|

No de la carte |__|__|__|__|__|__|__|__|__|__|__|__|__|__|__|__|

Signature ____

Nom (lettres carrées) ______________________________

Vous pouvez également commander :
par téléphone : (514) 272-0433
par télécopieur : (514) 272-7234
par Internet : www.modusaventure.com